LES
COMPLICATIONS BUCCALES
DE LA GROSSESSE

ET EN PARTICULIER LA SIALORRHÉE

PAR

ALFRED MICHEL

DOCTEUR EN MÉDECINE

NANCY

IMPRIMERIE BERGER-LEVRAULT & Cie

18, RUE DES GLACIS, 18

1899

LES

COMPLICATIONS BUCCALES

DE LA GROSSESSE

ET EN PARTICULIER LA SIALORRHÉE

LES

COMPLICATIONS BUCCALES

DE LA GROSSESSE

ET EN PARTICULIER LA SIALORRHÉE

PAR

ALFRED MICHEL

DOCTEUR EN MÉDECINE

————

NANCY

IMPRIMERIE BERGER-LEVRAULT & Cie

18, RUE DES GLACIS, 18

—

1899

LES
COMPLICATIONS BUCCALES

DE LA GROSSESSE

ET EN PARTICULIER LA SIALORRHÉE

CONSIDÉRATIONS GÉNÉRALES

Parmi les troubles nombreux qui se produisent dans la santé de la femme enceinte, il en est de fréquents et de graves, et qui en raison de cette fréquence et de cette gravité ont été l'objet d'études approfondies ; mais si l'on consulte les nombreux traités d'obstétrique tant français qu'étrangers, on demeure surpris du peu d'attention que les auteurs ont prêtée à l'étude de l'état de la bouche chez la femme gravide ; d'où il faudrait conclure que pendant la grossesse la bouche n'est que rarement le siège d'altérations, de phénomènes pathologiques ou simplement anormaux ; et qu'en tout cas ces phénomènes sont peu graves en eux-mêmes et n'exercent aucune influence sur la marche régulière de la grossesse.

Nous verrons par la suite que cette conclusion n'est pas justifiée et que, par conséquent, les complications qui peuvent survenir chez les femmes enceintes du côté de la bouche et de ses annexes, si elles ne constituent pas, en général du moins, un danger sérieux pour la mère ou l'enfant, sont cependant assez fréquentes et assez importantes pour qu'on s'y arrête.

Et, de fait, les livres classiques récents consacrent actuellement aux complications buccales de la grossesse une place sensiblement plus grande que celle que leur ont donnée les auteurs antérieurs. Bien mieux, l'une de ces complications, la gingivite, a été magistralement exposée par l'un de nos accoucheurs les plus compétents ; l'étude qu'il en a faite en collaboration avec son frère est si complète, que nous n'aurons guère qu'à reproduire ce qu'il a écrit. Tout récemment, en 1898, alors que nous étions en train d'écrire notre thèse, M. Terrier a soutenu à Paris une thèse intéressante qui, outre la gingivite, traite plus particulièrement de la carie dentaire[1].

Les autres complications buccales, la carie dentaire, la névralgie dentaire, la salivation des femmes enceintes, méritent, elles aussi, une place dans le cadre des maladies de la grossesse et par leur fréquence et par leur gravité.

On nous objectera peut-être que ce sont, non des états pathologiques créés par la grossesse, ou en relation de causalité avec elle, mais des maladies intercurrentes comme beaucoup d'autres auxquelles la femme

---

1. Terrier. *De l'Influence de la grossesse sur les dents.* (Thèse, Paris, 1898.)

est exposée pendant la gestation autant qu'à tout autre moment de sa vie. Cette objection, plus apparente que réelle, ne doit pas nous arrêter.

La grossesse, en effet, imprime aux états pathologiques un cachet spécial. Elle modifie ces états comme elle modifie l'organisme sain, et ces modifications ont toujours été considérées comme constituant un sujet d'études important. Inversement, les maladies qui surviennent chez la femme enceinte ne sont pas sans influence sur la marche de la grossesse. Il est donc utile de connaître comment un état pathologique accidentel indépendant de la gravidité, mais contemporain, altère et complique l'état gravide.

Mais parce que certains phénomènes morbides s'observent en dehors de la grossesse, il ne faut pas conclure que celle-ci ne peut pas, par elle-même, les faire naître. Nous verrons plus loin que cette remarque est parfaitement fondée pour la carie et la névralgie dentaires, et nous examinerons même comment on explique la dépendance causale entre l'état des dents et la grossesse.

Pour ce qui est de la *salivation,* à laquelle nous voulons consacrer la plus grande partie de notre travail, il n'est pas douteux, comme on le verra, qu'elle est intimement liée à la grossesse et manifestement provoquée par elle ; au point que l'apparition de ce symptôme a pu servir parfois à révéler l'état de la femme méconnu jusqu'alors.

Il est certain que la salivation exagérée ne se rencontre pas exclusivement chez la femme puerpérale. Elle est, par exemple, un des symptômes de l'intoxication mercurielle, mais néanmoins nous ne devons pas nier ses relations de causalité avec la grossesse.

Nous avons cru bien faire en insistant sur toutes ces considérations, car nous tenions à prévenir, dès le début, que dans les quatre chapitres qui vont suivre : *Carie dentaire, Névralgie dentaire, Gingivite* et *Sialorrhée,* nous n'étudierons de ces divers états pathologiques que ce qu'ils présentent de particulier *chez la femme enceinte.* Nous montrerons, autant que possible, comment la grossesse peut créer ces divers états, ce qu'il y a de spécial dans leur mode d'apparition et leur évolution, et enfin comment on peut essayer de les prévenir ou les faire cesser, afin de ne pas troubler la marche de la grossesse.

C'est l'importance seule du sujet et non pas la façon dont nous pourrons le traiter, qui nous a guidé dans le choix de notre travail inaugural. Nous aurions peut-être hésité devant une question aussi complexe si nous n'avions pas été encouragé et guidé dans notre tàche par M. le professeur A. Herrgott. Qu'il nous soit donc permis de le remercier ici publiquement, non seulement pour l'honneur qu'il nous a fait en acceptant la présidence de notre thèse, mais encore pour la bienveillante sollicitude qu'il n'a cessé de nous prodiguer au cours de nos études. Nous nous souviendrons toujours de notre stage à la Maternité, du précieux enseignement et des savantes leçons que nous y avons trouvés. Qu'il veuille donc bien accepter avec tous nos sentiments de gratitude, l'hommage de notre profonde et inaltérable reconnaissance.

Il nous reste encore un devoir à remplir ; c'est celui

de saisir cette occasion pour exprimer notre reconnaissance *à tous nos maîtres de la Faculté de médecine de Nancy* pour la bienveillance et les encouragements dont ils nous ont comblé pendant le cours de nos études médicales.

CARIE

———

On connaît le dicton populaire : *Chaque enfant coûte une dent à sa mère.*

Que le dicton soit toujours vrai, personne n'oserait le soutenir, mais il prouve que l'influence de la grossesse sur la carie dentaire n'a pas échappé même à ceux qui ne la recherchaient pas.

Les accoucheurs et les dentistes, mieux placés pour juger sainement de la réalité de cette influence, l'ont admise depuis fort longtemps. Ni les uns, ni les autres ne consacrent à la carie dentaire chez les femmes enceintes de chapitre spécial ; mais tous les traités la mentionnent. Dans les livres sur les maladies qui compliquent la grossesse, on signale la carie parmi les causes de l'odontalgie dont les femmes enceintes souffrent si fréquemment.

Voici comment s'exprime Edward Kirk [1] :

« C'est un fait connu que, pendant leur grossesse, les femmes sont plus ou moins sujettes aux maux de dents. Il y a des degrés variables depuis un simple

---

[1]. « Tooth caries in pregnancy. Its cause and treatment. » (*Philad. med. Times,* 1880.)

malaise, la sensation désagréable de la présence des dents dans la bouche, jusqu'à la forme la plus grave de l'odontalgie, siégeant dans une ou plusieurs dents. Il est si fréquent d'observer la destruction rapide des dents durant la grossesse, et le fait est si reconnu, qu'il pourrait sembler inutile d'en multiplier les exemples. Voici cependant une observation qui peut servir de type.

« Mme J... se présente à ma consultation et raconte l'histoire suivante. Jusqu'à son mariage elle avait des dents excellentes. Pendant les trois premières années de son mariage, elle eut deux enfants. Elle souffrait beaucoup de maux de dents et dut s'en faire extraire deux. Après la naissance de son dernier enfant, elle fut soignée par un dentiste du voisinage, opérateur consciencieux et habile qui remit la bouche en parfait état. Elle devint enceinte pour la troisième fois et de nouveau souffrit des dents. Des dents obturées se vidèrent et des cavités nouvelles apparurent. Ce n'est qu'après son troisième accouchement qu'elle se présenta chez moi. En l'examinant, j'ai trouvé les dents très sensibles et si molles qu'on pouvait presque les couper comme de la craie. Les parties cariées ressemblaient presque à du cartilage, indice de la disparition des éléments minéraux des dents. Je fis en tout dix-sept obturations plus ou moins grandes et j'enlevai la racine d'une dent trop malade pour pouvoir servir de support à une couronne artificielle. »

Nous nous souvenons, nous aussi, avoir observé dans notre clientèle des mères de famille qui venaient nous consulter pour des maux de dents soit pendant leur grossesse soit après leurs accouchements, et que nous voyions rarement aux autres époques de leur vie. Souvent, il est vrai, il s'agissait de névralgies dentaires; mais cependant nous avons l'impression nette que chez beaucoup de femmes les dents n'ont commencé à se carier qu'après leur mariage. Comme le dit Kirk, les cas se ressemblent trop les uns aux autres pour qu'il soit utile d'en multiplier les relations.

« Certaines conditions physiologiques, dit Magitot [1], font éprouver aux dents une influence de même ordre, la grossesse par exemple. On a reconnu, en effet, de tout temps, à cet état une action sur la formation de la carie et sans que l'on puisse admettre une relation directe ou réflexe de l'utérus sur les conditions de la bouche. »

Et Magitot ajoute : « La grossesse, selon nous, entraîne la production de la carie par deux ordres de phénomènes, qui sont d'abord les troubles des fonctions digestives, vomissements, etc., qui modifient la réaction des liquides buccaux, et ensuite par le phénomène de compression qu'exerce, vers le milieu et la fin de la gestation, l'utérus distendu, sur l'estomac et l'intestin, entraînant pour la bouche les mêmes résultats. »

Nous ne voyons pas bien comment l'utérus, par le seul fait de son augmentation de volume durant la grossesse, peut amener des modifications, dans l'état de la bouche, aussi marquées que la carie dentaire. Quant à la réaction des liquides buccaux, nous allons

---

1. *Dictionnaire* DECHAMBRE, art. : *Carie.*

voir quellè peut être sa part dans la production de la carie dentaire.

« La carie, disent Frey et Sauvez[1], est une altération spéciale des tissus durs de la dent, caractérisée par une destruction progressive de ces tissus. Cette altération est de nature infectieuse. La démonstration scientifique en a été faite par Unterwood et Miles, Miller, Galippe et Vignol ; ces auteurs ont réalisé toutes les conditions exigées pour pouvoir affirmer cette nature infectieuse.

« ... Les microbes agissent par leur propre présence et par les fermentations acides qu'ils déterminent; déjà en 1881, Unterwood et Miles disaient (*Compte rendu du Congrès International de Londres*) : « La carie est « due aux acides formés par l'activité d'organismes en- « levant les sels de chaux pendant que les substances « organiques offrent un aliment et un milieu favorables « aux germes eux-mêmes. »

« Depuis lors, ces notions n'ont fait que se confirmer. Mais pour que le parasite, cause efficiente, puisse produire la carie de la dent, il faut que celle-ci présente un terrain favorable qui la prédispose à l'action de l'agent infectieux...

« Nous avons ici deux parties en présence. Les microbes d'une part, la dent de l'autre. Si bien constituée que soit la dent, les microbes peuvent parfois être en si grand nombre et tellement virulents que la résistance est bien difficile.

---

1. « Des Moyens de résistance de la dent contre la carie. » (*Gazette des Hôpitaux*, 1893.)

« D'autre part, la dent elle-même peut être en état de moindre résistance, soit par le fait de causes générales avec retentissement sur le système dentaire, soit simplement pour des causes locales. »

Nous avons donc à examiner quelles sont, chez les femmes enceintes, les causes générales ou locales pouvant favoriser la production de la carie des dents.

Il importe de se souvenir d'abord que, suivant certains auteurs, le tissu dentaire est d'une résistance moindre chez la femme, et Galippe[1] a même recherché les causes de cette infériorité.

« L'infériorité dentaire incontestable de la femme, écrit-il, apparaîtra peut-être moins singulière, si l'on songe à faire application à la pathogénie de la carie dentaire, d'une série de considérations de physiologie normale et pathologique qui, dominant la pathologie féminine tout entière, semble donner la raison de la fréquence singulièrement prédominante de la lithiase biliaire, par exemple.

« Personne n'ignore la série de considérations humorales (se résumant dans le grand fait de la moindre alcalinité des humeurs de la femme) par lesquelles notre collègue, le professeur Bouchard, a expliqué non seulement la plus grande fréquence de la lithiase biliaire chez la femme, mais encore a pu donner la raison de son éclat à la puberté, de son renforcement à chacune des parturitions et de son déclin à la ménopause. Il était donc intéressant de rechercher si la femme, en

---

1. « De l'Influence du sexe sur le coefficient de résistance et sur la fréquence de la carie des dents. » (*Gazette des Hôpitaux,* 10 février 1885.)

raison de la moindre alcalinité de ses humeurs, présentait une aptitude plus grande que l'homme au développement de ce phénomène dont nous ne connaissons que la résultante, savoir : l'acidité de la salive. »

Galippe a recherché la réaction de la salive chez un certain nombre de femmes et a trouvé que cette réaction était acide chez les femmes enceintes ou nouvellement accouchées ainsi que chez les nourrices. Il a même observé une femme dont la salive devenait acide pendant la fonction menstruelle, celle-ci s'accompagnant de malaises divers. Galippe se contente de confirmer une remarque faite par Douné, en 1834.

Quoi qu'il en soit de cette explication de Galippe concernant l'infériorité dentaire de la femme, il nous suffira de retenir, d'une part, la réalité de la moindre résistance des dents chez la femme en général, et d'autre part, ce fait d'observation que la salive est acide chez la femme enceinte.

Mais, à côté de ce faible coefficient de résistance des dents dans le sexe féminin, y a-t-il encore une diminution de résistance chez la femme enceinte par le fait même de la grossesse ?

Théoriquement, on a répondu par l'affirmative.

Déjà Barlemont[1], dans sa thèse, posait les conclusions suivantes : « La femme se désorganise moléculairement pour fournir à son produit une partie des éléments nécessaires au développement de ce dernier. Cette désassimilation maternelle au profit de l'enfant s'effectue

---

1. BARLEMONT. *Essais sur certaines modifications de la nutrition pendant la grossesse.* (Thèse, Paris, 1870.)

parce que l'alimentation ordinaire, suffisante pour la femme à l'état de vacuité, ne peut fournir pendant l'état gravide ce qui est nécessaire à la fois aux deux êtres. »

Cette désorganisation pourrait bien être la cause éloignée d'un certain nombre d'états pathologiques.

D'autre part, Frey et Sauvez, dans leur travail auquel nous venons déjà de faire un emprunt, écrivent :

« C'est ainsi qu'une alimentation insuffisante en produits phosphatés et calciques affaiblit tout l'organisme et surtout le système osseux et les dents ; de même, le rachitisme, la croissance exagérée où il y a pénurie d'éléments minéraux, de même, enfin, toutes les maladies aiguës et chroniques (tuberculose, syphilis), la grossesse, surtout les grossesses répétées, alors que l'organisme affaibli ne peut plus envoyer au système dentaire la quantité de sels phosphatés qui lui donnent sa densité, c'est-à-dire sa résistance naturelle. »

Mais c'est surtout Kirk, déjà cité plus haut, qui a développé cette théorie de l'insuffisance des sels minéraux dans l'organisme de la femme enceinte.

Nous traduisons littéralement le passage suivant de son travail que nous croyons devoir reproduire malgré sa longueur, en raison de l'intérêt qu'il présente :

« Comme cause de la destruction du tissu dentaire, il n'est pas douteux que la formation du système osseux du fœtus exige de l'organisme maternel une grande quantité de sels de chaux, et que les dents de la mère, tout comme son appareil osseux, doivent souffrir quand la nourriture de la mère n'apporte pas la quantité nécessaire de ces sels.

« Nous croyons qu'on peut prévenir dans une large mesure cette destruction rapide des dents qui a pour conséquence une défiguration notable et des souffrances physiques. Si la raison est celle que nous venons d'indiquer, l'indication rationnelle consiste à donner à la mère une nourriture riche en chaux. Mais la plupart de nos aliments sont pauvres en matériaux destinés à la formation osseuse et peut-être même ne suffirait-il pas de faire prendre à la femme une grande quantité de nourriture riche en chaux pour satisfaire aux demandes urgentes faites pendant la grossesse par un organisme déjà pauvre en sels de chaux. Il est certain que l'emploi judicieux de quelques préparations solubles de sels de chaux, telles que lactophosphate ou hyposulfite, serait très utile dans ces cas, non pas seulement pour maintenir dans l'organisme maternel sa quantité de sels calcaires, mais encore pour assurer au fœtus le développement régulier de son système osseux et une dentition parfaite. Nous avons bien des raisons de croire que le rachitisme est dû à une privation d'éléments calcaires tant chez la mère que chez l'enfant et il est évident que certaines modifications ou plutôt malformations des mâchoires et par conséquent certaines irrégularités des dents sont jusqu'à un certain point le résultat du manque de matériaux osseux durant le développement fœtal.

« A ce propos, l'auteur a eu souvent l'occasion d'observer que les envies des femmes enceintes, si fréquentes et parfois si ennuyeuses, tant pour la mère que pour le médecin, ont pour objet des aliments inusités, et surtout des substances d'ordre minéral, comme la craie, l'ardoise, de la chaux, du plâtre, du blanc d'Espagne, etc...

« L'auteur se souvient notamment de deux cas:

« Dans le premier, il s'agissait d'une femme qui avait mélangé du blanc d'Espagne et de l'eau dans une soucoupe qu'elle conservait près d'elle durant toute la journée et en mangeait une notable portion avec un plaisir évident.

« Le second cas a trait à une femme qui racontait que, durant sa grossesse, son envie de chaux était telle qu'en passant dans la rue à côté d'un tas de mortier elle se mettait à courir pour ne pas céder à son envie de s'arrêter et d'en manger.

« De retour à la maison, elle arrachait des murs des fragments de plâtre et de chaux et les mangeait avec avidité.

« Il semble raisonnable d'admettre que ces envies ne sont qu'un moyen dont se sert la nature pour traduire un besoin de sels de chaux quand, durant la grossesse ou pour d'autres causes, l'apport est inférieur à la demande, et par conséquent l'organisme s'est appauvri en chaux. Je cherche quelles pourraient être autrement les raisons qui poussent les jeunes gens à croissance rapide, les jeunes filles surmenées par les études, à mâcher leurs crayons d'ardoise ou leurs mines de plomb avec une avidité si marquée?

« Si les remarques précédentes sont fondées, le traitement consistant à fournir à l'organisme toute la chaux dont il a besoin, soit par une alimentation convenablement choisie, soit, si cela est nécessaire, par l'administration d'une quantité suffisante de préparations solubles de chaux, ce traitement devrait mettre les dents durant la grossesse à l'abri de la carie et aussi empêcher ces lamentables envies de mets insolites.

« A l'appui de ces remarques, et dans le but de prouver qu'une plus grande quantité de chaux est nécessaire à l'organisme durant la grossesse, je citerai la prédilection que témoignent les oiseaux et les poules pour la chaux, les coquilles d'huîtres, le plâtre, etc., durant la période de la ponte. J'ai remarqué que cette prédilection existe à un plus haut point chez la femelle que chez le mâle. Les poules se disputent avec rage la moindre coquille d'œuf, et le coq les regarde sans intérêt pendant qu'elles dévorent avec avidité.

« Le résultat d'un apport insuffisant de chaux s'observe parfois chez les oiseaux en cage, tels que les canaris. Si on ne leur donne pas, durant la saison de la ponte, des os de sèche, les œufs sont pondus sans coquilles, ou avec des coquilles si minces qu'elles ne résistent pas au moindre contact. On peut observer la même chose chez les poules qui sont enfermées la plus grande partie du temps, si on ne leur donne pas une quantité suffisante d'aliments riches en chaux.

« Ce besoin de chaux chez les animaux n'est-il pas analogue aux envies qu'éprouvent si souvent les femmes enceintes pour les mêmes substances ?

« Il est vrai que les envies de femmes enceintes ne se manifestent pas toujours par le besoin de chaux ; mais on peut toujours considérer ces envies comme la manifestation des besoins de l'organisme.

« L'organisme réclame ce qu'il lui faut d'une façon

suffisamment claire. Quand nous avons besoin d'acides, nous mangeons des cornichons, des fruits acides, etc.; à d'autres moments, il nous faut du sucre ou du sel et cette fois encore nous nous adressons aux aliments qui les renferment.

« Ce qui le démontre, ce sont les exodes des buffles et des antilopes de nos régions de l'Ouest aux marais salins, où ils peuvent satisfaire leur besoin instinctif de sel.

« La rapide destruction des dents durant la grossesse et la thérapeutique à employer contre ce qu'on désigne sous la dénomination d'envies chez les femmes enceintes intéressent également le médecin et le dentiste... »

Nous ne pouvons nous empêcher de signaler l'analogie de cette théorie de Kirk avec ce que nous savons de l'ostéomalacie. Cette dernière maladie se montre, il est vrai, en dehors de l'état de grossesse, mais il est reconnu par tout le monde qu'elle est particulièrement fréquente chez les femmes enceintes, surtout quand plusieurs grossesses se sont succédé à peu d'intervalle. En effet, le caractère essentiel de la lésion ostéomalacique, c'est la décalcification du tissu osseux normal et, consécutivement, sa destruction. Aussi, tandis que l'os normal renferme de 5o à 8o p. 100 de phosphates, on n'en trouve plus que 20, 10, et même 2 p. 100 dans les os atteints d'ostéomalacie. Le carbonate de chaux descend de 11 p. 100 à 5, 4, 3, 2 et même 1 p. 100.

Quelle est la signification de cette décalcification osseuse ?

Se fait-elle au profit du fœtus ?

Il est difficile de répondre à ces questions d'une façon précise.

On a bien trouvé, dans certains cas, dans les urines de femmes, des phosphates en quantité exagérée ; mais d'autres fois on a trouvé des phosphates en quantité normale ou même abaissée. Il est vrai qu'il existe pour ces sels d'autres voies d'élimination, le lait, l'estomac. Il n'est donc pas possible de déterminer si le produit de la conception assimile une partie des éléments minéraux abandonnés par les tissus de la mère. Le fait est possible, mais pas suffisamment expérimentalement démontré.

Aussi n'avons-nous la prétention de ne tirer actuellement aucune conclusion de la théorie pathogénique soutenue par Kirk, ni pour la défendre ni pour la condamner. Nous y reviendrons, du reste, un peu plus loin, quand nous nous occuperons du traitement de la carie des femmes enceintes. Pour l'instant, il nous a suffi de l'exposer.

Ce qui est certain, admis par tout le monde, c'est que la grossesse exerce une influence plutôt déprimante sur l'organisme tout entier. Par l'intermédiaire du système circulatoire et du système nerveux, elle modifie l'état normal de toutes les parties de cet organisme. Si, à elle seule, elle ne crée pas l'état de maladie, elle provoque tout au moins, qu'on nous permette l'expression, un état d'*imminence pathologique*. Et bien que les dents figurent parmi les organes possédant le moins d'activité vitale, elles ne s'en trouvent pas moins dans une certaine mesure proportionnellement soumises à toutes les influences qui atteignent l'organisme vivant.

Les causes locales provoquées par la grossesse peuvent à leur tour influer sur l'état des dents.

On enseignait autrefois que la femme enceinte était une éponge à pus. Nous savons aujourd'hui ce qu'il faut entendre par là. D'une part, l'organisme de la femme, affaibli par la grossesse, résiste mal à l'attaque des parasites pathogènes. Et d'autre part, sans doute par suite des modifications des humeurs produites par la grossesse, les microbes trouvent chez la femme enceinte un terrain plus favorable à leur développement et acquièrent une virulence plus grande.

Or, puisque la carie des dents n'est qu'une destruction du tissu de la dent par les microbes, il est certain que la grossesse, qui facilite le développement et augmente la virulence des germes, provoque par cela même la carie dentaire.

D'autres facteurs ont été signalés tout au moins à titre adjuvant. Les vomissements si fréquents chez les femmes gravides favorisent, au dire de certains auteurs, la production de la carie. On a sous ce rapport comparé la grossesse à la chlorose.

« Dans la chlorose, dit le docteur Soma-Kovacs[1], par suite des altérations du sang, par les troubles fréquents de la digestion, avec renvois acides, les dents s'usent davantage et résistent moins à la destruction. D'où la fréquence, dans la chlorose, de la carie, surtout la carie

____

1. « Influence de la grossesse sur les dents. » (*Pester medizinische-chirurg. Presse*, 1895, p. 468.)

molle avec dentine sensible. C'est la même chose dans la grossesse. »

Le même auteur relève une autre cause de destruction de la dent durant la grossesse. Selon lui, les soins hygiéniques de la bouche provoquent souvent des vomissements chez les femmes enceintes, alors elles s'en abstiennent. La carie débute et les dents deviennent douloureuses au toucher. Dès lors, on les soigne moins encore et l'on se trouve ainsi enfermé dans un véritable cercle vicieux.

Au point de vue de la symptomatologie, la carie chez les femmes en état de gestation ne paraît pas revêtir des caractères particuliers. Certains auteurs ont remarqué qu'il s'agissait surtout de caries molles et que les prémolaires supérieures étaient surtout atteintes. Notre expérience personnelle tendrait à nous faire confirmer cette assertion.

TRAITEMENT

Si l'on accepte la théorie défendue par Kirk et si l'on admet que la carie est liée au travail de désassimilation provoqué par les besoins du développement fœtal, il y aurait lieu d'instituer chez les femmes enceintes un traitement préventif. Ce traitement consisterait à fournir à la mère, soit par une alimentation appropriée, soit par l'administration de sels de chaux, des substances nécessaires au développement du fœtus, pour empêcher que le squelette et les dents ne soient spoliés de leurs sels. Ce traitement serait particulièrement indiqué quand les grossesses se succèdent trop rapidement.

Nous savons que plusieurs praticiens ont conseillé aux femmes des glycérophosphates dans le double but de stimuler l'organisme maternel et de procurer à l'enfant les matériaux nécessaires à son développement. Il serait intéressant de connaître, au point de vue qui nous occupe, le résultat de cette médication. En tout cas, nous ne pouvons que la conseiller, puisque, si elle n'était utile, elle serait tout au moins inoffensive.

Le traitement curatif de la carie pendant la grossesse ne diffère guère du traitement habituel. Mais il n'en a pas toujours été ainsi. Nous lisons en effet dans le *Traité de l'Art des accouchements* de CHAILLY (3ᵉ édit., page 159) :

« Si cette névralgie était due à une carie dentaire, l'extraction de la dent ne devrait être faite qu'autant que la malade en éprouverait des douleurs insupportables ; encore faudrait-il attendre qu'elle fût un peu avancée dans sa grossesse. On ne devrait en tout cas se résoudre à ce moyen que si tous les autres avaient échoué. En effet, la commotion, l'ébranlement général que peut déterminer la douleur produite par l'avulsion d'une dent peuvent être la cause d'un avortement. »

Il ne nous appartient pas de reprendre une question à peu près tranchée aujourd'hui après des débats mémorables. Nous savons que les interventions sanglantes durant la grossesse ne présentent pas la gravité qui leur a été attribuée. Si l'opportunité d'une intervention

dans la sphère génitale rencontre encore quelque op-
position, il n'en est plus de même pour les opérations
des autres régions.

De plus, la carie ne réclame l'extraction de la dent
que comme remède ultime, car dans la plupart des
cas les moyens employés généralement suffisent large-
ment, sinon pour arrêter définitivement la carie, du
moins pour supprimer tous les phénomènes de la
douleur.

NÉVRALGIES

On a l'habitude de comprendre par névralgie dentaire, toute douleur siégeant au niveau des arcades dentaires ou s'irradiant de là vers les régions voisines. C'est évidemment une extension abusive du mot « névralgie ». Il peut exister en effet du côté des dents deux sortes de douleurs : d'une part, une souffrance plus ou moins grande, dépendant d'une lésion de la dent, d'une carie plus ou moins profonde ; d'autre part, on peut souffrir des dents sans que celles-ci présentent la moindre lésion. Nous réserverons le nom de névralgies aux cas caractérisés par l'absence de toute lésion dentaire. Quand il y a lésion, c'est presque toujours une carie ; la douleur n'est alors qu'un des symptômes de l'affection, et, celle-ci ayant été étudiée dans le chapitre précédent, nous n'avons plus à nous y arrêter.

Existe-t-il chez les femmes enceintes des névralgies causées par la grossesse ? La réponse à cette question n'est pas douteuse. Dans les derniers temps de la grossesse, on observe des névralgies abdominales, inguinales et lombaires, attribuées à la distension utérine. Mais, même dans les premiers temps de la grossesse, et parfois dès la conception, les femmes se plaignent souvent de douleurs à siège variable, plus ou moins intenses, plus ou moins aiguës, sans qu'on puisse les attribuer à une lésion organique, à un état anatomique nettement défini.

« L'odontalgie est, comme le disent Tarnier et Budin[1], l'une des névralgies qui affectent le plus souvent les femmes enceintes. La douleur occupe habituellement la mâchoire inférieure, tantôt d'un seul côté, tantôt des deux côtés à la fois. On observe ordinairement l'odontalgie pendant la première moitié de la grossesse; elle débute assez souvent peu de temps après la conception, dont elle est quelquefois le premier signe. Elle cesse communément du quatrième au sixième mois. »

Nous connaissons une cliente qui, au début de ses trois grossesses, a souffert de névralgies dentaires, sans que nous ayons pu trouver une altération visible dans l'état de sa bouche. Les deux premières fois, le siège de la douleur était du côté gauche; la troisième fois, elle était à droite, et toujours au niveau de la rangée alvéolaire inférieure. Ces douleurs ont persisté en dépit de divers traitements pendant près de deux mois, avec quelques répits, mais de courte durée.

Quelquefois, l'odontalgie se montre vers la fin de la grossesse.

« Le mal de dents, dit Duprilot[2], peut être l'indice

---

1. *L'Art des accouchements,* t. II, p. 5o.

2. Henry Duprilot. *Considérations générales sur les névropathies de la grossesse.* (Thèse de Montpellier, 1867, p. 13o.)

de la conception; c'est un malaise surtout des premiers mois; cependant, chez certaines femmes, il se montre quelques jours avant l'accouchement. Par l'insomnie et la fièvre qui l'accompagnent, il a quelquefois provoqué l'avortement. Le mal de dents peut dépendre d'une affection catarrhale ou d'une simple névralgie dentaire; mais en général il se produit chez les femmes grosses sous l'influence d'une irritation, dont le point de départ est ou l'utérus ou un organe troublé dans ses fonctions, consécutivement à l'état de l'utérus; il se forme, par action réflexe, un changement dans la manière d'être de la pulpe dentaire, un état congestif, par exemple; de là, des douleurs de dents. »

Nous admettons avec la plupart des auteurs qu'il s'agit de névralgies réflexes, se produisant dans la sphère du trijumeau, comme il se produit durant la grossesse des névralgies sciatiques, des névralgies lombaires, des migraines. Quelquefois, l'odontalgie revêt des caractères d'intermittence. Suivant Chailly[1], ce serait même le cas le plus fréquent. « L'odontalgie est due, dans quelques cas, à une congestion sanguine des mâchoires, à une carie des dents; mais il est plus ordinaire de rencontrer des douleurs intermittentes qui siègent dans l'une et l'autre mâchoire, dans plusieurs dents à la fois, qui s'étendent de l'arcade alvéolaire aux parties voisines, à la face, à la tempe, à l'oreille. »

Tarnier et Budin admettent également qu'il existe une forme intermittente de la névralgie dentaire chez les femmes enceintes. « S'il y a des accès et des ré-

---

1. *Loc. cit.*, p. 169 et suivantes.

missions nettement marqués, s'il y a de véritables intermittences, l'emploi du sulfate de quinine à petites doses est indiqué. »

Nous rappellerons qu'il convient d'être très prudent dans l'administration du sulfate de quinine aux femmes gravides, à cause de la propriété que possède ce médicament d'exciter les contractions de la fibre musculaire de l'utérus. Dans les cas où la névralgie dentaire ne revêt pas la forme intermittente et n'est pas liée à une carie dentaire, il faut avoir recours à des anesthésiques.

Chailly conseille les émissions sanguines modérées, si l'on soupçonne un peu de congestion alvéolaire, des frictions sur les gencives avec une brosse à dents un peu rude. Mais nous doutons que l'on parvienne par ces procédés à calmer les douleurs.

Les opiacés, la cocaïne, l'antipyrine pourront être donnés, soit à l'intérieur, soit comme topiques locaux.

« S'il y a névralgie, disent Tarnier et Budin, il faut s'assurer qu'il n'existe pas de constipation et, dans ce cas, il faudrait commencer par la combattre à l'aide de purgatifs légers. »

En somme, le traitement de la névralgie dentaire durant la grossesse est le même que celui usité dans les cas ordinaires. Il n'y a pas de thérapeutique spéciale.

GINGIVITE

La gingivite des femmes enceintes est, parmi les complications de la grossesse siégeant dans la bouche, la seule affection ayant fait l'objet d'un travail particulier. Elle avait déjà été mentionnée antérieurement, notamment par Boyaux dans sa thèse de Paris, 1853, intitulée : *Du Gonflement chronique et fongueux des gencives.* Mais ce sont A. et D. Pinard en 1877[1] et Didsbury en 1883 qui en ont fait une étude complète. « Parmi les modifications si nombreuses et si variées, imprimées à l'organisme maternel par le fait de l'imprégnation et consécutivement de la gestation, il en est une qui jusqu'à présent a échappé presque complètement à l'attention des observateurs et qui, cependant, envisagée au point de vue de sa fréquence et surtout de ses conséquences, mérite d'être étudiée plus attentivement : nous voulons parler de la gingivite des femmes enceintes. Depuis bien longtemps, les accoucheurs avaient observé et noté pendant la grossesse des troubles divers, portant sur les organes de la mas-

---

1. PINARD frères. *De la Gingivite des femmes enceintes et de son traitement,* Paris, 1877.

tication; mais ils n'ont guère insisté que sur l'odontalgie, fréquente, il est vrai, chez les femmes enceintes, même en dehors de toute carie, et qu'ils rattachaient aux perturbations de l'innervation. Quant à l'affection qui nous occupe, elle a été à peu près méconnue, excepté par quelques auteurs que nous aurons du reste l'occasion de citer dans le cours de cet article. »

Ce qui fait que la gingivite n'a pas été décrite plus tôt comme compliquant fréquemment la grossesse, c'est qu'elle n'est pas en général assez intense, qu'elle ne produit ni troubles assez marqués de la mastication, ni douleurs assez vives pour que les femmes s'en plaignent habituellement. Les femmes enceintes ont bien d'autres sujets de plaintes; elles négligent les petites incommodités. Mais quand on les interroge spécialement sur l'état de la bouche, on apprend souvent qu'elles mâchent difficilement depuis les premières semaines de leur grossesse, que parfois même la mastication est réellement pénible, que les gencives sont sensibles et saignent facilement. Les femmes s'abstiennent parfois de la toilette de la bouche, devenue douloureuse et occasionnant de petites hémorrhagies. Assez souvent même les dents branlent dans leurs alvéoles.

Si maintenant l'on examine la bouche, on peut observer des lésions anatomiques différentes suivant les cas. Didsbury[1] distingue trois degrés dans l'inflammation des gencives.

Au premier degré, on observe au début une légère

---

1. Thèse de Paris, 1883.

congestion des gencives; la rougeur ne tarde pas à augmenter. Puis débute le gonflement des gencives; celles-ci sont tuméfiées surtout au niveau du collet de la dent. Les languettes interdentaires, au lieu d'être fines et pointues, se sont épaissies et arrondies à leur extrémité.

Quelquefois, la congestion n'envahit pas la gencive sur toute sa hauteur. On ne voit qu'un liseré rouge, très étroit, assez uniforme, siégeant tout autour du collet de chaque dent; ou bien encore à chaque dent correspond un croissant inflammatoire siégeant à une faible distance du collet.

Au deuxième degré, l'inflammation est beaucoup plus vive, le bourrelet formé par la gencive congestionnée est plus accusé, plus saillant. En même temps, les dents commencent à s'ébranler.

Au troisième degré, les gencives sont d'un rouge violacé; elles sont boursouflées; les languettes interdentaires forment un relief considérable. Par suite de l'absence des soins de la bouche autant que par suite de la maladie elle-même, le tartre et des débris épithéliaux s'accumulent autour du collet. L'inflammation peut alors s'étendre au périoste alvéolo-dentaire; les dents se déchaussent, perdent leur solidité. Si l'on prend les dents entre deux doigts, on peut, sans aucun effort, leur imprimer des mouvements appréciables. La malade a elle-même la notion que la dent est comme soulevée, comme repoussée hors de son alvéole. On constate en effet que le bord libre de ces dents est plus saillant que celui des autres dents, et l'on a vu des dents être expulsées absolument saines de leurs alvéoles. D'autres fois, la dent ne tombe pas, mais la couronne se désagrège, s'émiette, et la racine seule reste dans son alvéole.

Suivant Pinard, le bourrelet gingival serait plus accusé au niveau de la partie antérieure ou convexe des deux maxillaires qu'au niveau des molaires. C'est la face antérieure des gencives qui est presque seule atteinte. Suivant Didsbury, les lésions siégeraient plus souvent à la mâchoire inférieure qu'à la mâchoire supérieure.

Au point de vue fonctionnel, disent A. et D. Pinard, « la mastication est d'abord gênée et devient d'autant plus pénible, plus difficile, que les lésions sont plus profondes. L'écoulement du sang est plus ou moins marqué ; la douleur est rarement vive, et en tous cas ne ressemble nullement à celle ressentie dans la périostite alvéolo-dentaire, si bien étudiée dans la remarquable thèse de notre ami le docteur Pietkiewiez. Nous devons reconnaître que les troubles fonctionnels sont moins accusés que l'état anatomo-pathologique n'aurait pu le faire supposer. »

Ajoutons que l'haleine n'est jamais fétide, ce qui s'explique fort bien par l'absence de toute ulcération ou nécrose des tissus.

La maladie débute habituellement vers le quatrième mois de la gestation, rarement plus tôt. Elle persiste durant toute la grossesse et ne disparaît qu'assez longtemps après l'accouchement. Celui-ci, loin de mettre un terme à l'affection, semble plutôt être une cause de recrudescence d'intensité. On observe à ce point de vue une marche différente suivant que la femme accouchée allaite ou non son enfant.

L'allaitement, en prolongeant la durée de la période puerpérale, facilite la persistance de la gingivite. A. et D. Pinard avaient déjà fait la même remarque :

« Nous avons constaté chez cinq nourrices accouchées depuis six, huit et dix mois, des gingivites tellement intenses que chez deux d'entre elles on observait l'ébranlement de presque toutes les dents. L'une de ces femmes avait déjà perdu depuis sa grossesse deux dents et l'autre trois, alors que jusque-là elles avaient eu des dents très saines. » Pour Pinard, la grossesse est sans contredit la cause de la gingivite :

« Sans vouloir faire de pathogénie, sans vouloir rechercher d'une façon exacte et précise de quelle façon la grossesse retentit directement sur les gencives, nous ne croyons pas trop nous avancer en disant que c'est par l'intermédiaire de l'appareil circulatoire. Bien qu'on ne sache pas encore exactement aujourd'hui, malgré les travaux d'Andral, Gavarret, de Becquerel et Rodier et ceux plus récents qui reposent sur la numération des éléments morphologiques du sang, les modifications que subit ce liquide pendant la grossesse, il est universellement reconnu que, la masse totale du sang augmentant, les congestions passives ou actives doivent être plus fréquentes, faits que l'observation confirme.

« D'autre part, il est un fait reconnu par bien des auteurs, signalé particulièrement par le docteur Delestre dans son intéressante thèse inaugurale : c'est la congestion, la tuméfaction, le ramollissement des gencives, qu'on observe assez fréquemment chez les femmes pendant la période menstruelle.

« Ainsi, étant établi que l'activité fonctionnelle de l'ovaire et de l'utérus peut retentir sur les organes de la mastication et les prédispose à la congestion ou à l'inflammation, il restait à chercher quelles conditions pourraient devenir causes occasionnelles.

« Pour cela, nous avons observé avec le plus grand soin soixante-quinze femmes. Dans chaque observation se trouvent relatés : l'âge de la femme, sa profession, l'état de primiparité ou multiparité, le lieu de la naissance, la durée de séjour à Paris, etc... De plus, l'état général et diathésique, les troubles du tube digestif, etc., etc...

« Chez les soixante-quinze femmes observées, nous avons trouvé quarante-cinq fois les gencives malades. La profession ne semble avoir aucune influence, pas plus que le lieu de naissance, ou la durée du séjour à Paris. Il en est de même de la constipation, qui a été quelquefois seule incriminée et que le docteur Boyaux considérait comme le principal facteur pathologique dans le gonflement chronique et fongueux des gencives chez les femmes enceintes.

« Quant à l'état de primiparité ou de multiparité, voici ce que nous avons constaté :

« Sur soixante-quinze femmes, quarante-trois étaient multipares ; trente-deux étaient primipares ;

« Chez les quarante-trois multipares, trente et une avaient les gencives malades, douze avaient les gencives saines ;

« Chez les trente-deux primipares, quatorze avaient les gencives malades ; dix-huit avaient les gencives saines.

« D'où il semble résulter que les multipares seraient bien plus exposées à cette affection que les primipares, ce qui, du reste, est absolument rationnel.

« Nous devons faire remarquer aussi que si nous avons observé quelquefois la gingivite chez les femmes présentant tous les attributs de la force et de la santé, le plus souvent nous l'observions chez des femmes dont l'état général laissait beaucoup à désirer, et chez ces dernières l'affection présentait une intensité des plus marquées.

« Nous avons recherché si, dans les salles d'autres hôpitaux où sont placées les femmes malades mais non enceintes ou récemment accouchées, nous ne pourrions pas rencontrer la même affection ; cet examen nous a donné des résultats absolument négatifs.

« Enfin, nous nous sommes demandé si, seule, la population nosocomiale avait le privilège de cette affection ; mais depuis nous avons rencontré les gencives malades chez un certain nombre de femmes enceintes et appartenant aux classes dites les plus élevées de la société.

« En résumé, les grossesses antérieures et le mauvais état général paraissent jouer le plus grand rôle comme causes occasionnelles. »

Comme on voit, pour Pinard la fréquence de la gingivite pendant la grossesse serait assez grande. Didsbury l'a notée dans la moitié des cas (27 sur 50).

Pour Vinay[1], la pathogénie de la gingivite chez les femmes enceintes est assez obscure. « Il est peu pro-

---

1. *Maladies de la grossesse,* p. 198.

bable qu'il s'agisse d'une maladie créée de toutes pièces par la grossesse ; c'est plutôt une lésion ancienne que la gestation a rendue plus apparente ; il est bien rare qu'elle survienne brusquement chez les femmes ayant des dents et des gencives normales, et d'autre part il est à remarquer que cette gingivite se rencontre chez des individus de tout sexe ayant de mauvaises dents et dont l'hygiène de la bouche est déplorable. En réalité, on se trouve en présence d'un trouble circulatoire, d'une affection qui est plutôt une congestion hypertrophique des gencives, qu'une gingivite véritable (Cruet) ; sa cause première doit être cherchée en dehors de la gestation, dans le mauvais état des dents et dans l'entretien défectueux de la bouche. »

Enfin, Didsbury admet une influence nerveuse, de nature réflexe, s'exerçant par l'intermédiaire des vaso-moteurs, et ajoute avoir remarqué une gingivite semblable dans la grossesse dite nerveuse.

Si, pour le même auteur, le tartre dentaire peut jouer un rôle important, comme cause d'inflammation locale, il n'en est pas de même de la carie qui a une action moindre, car elle s'attaque plutôt aux molaires qu'aux incisives et aux canines, tandis que la gingivite siège surtout sur la face antérieure et convexe des maxillaires. Le traitement est parfois très simple, d'autres fois la maladie résiste à tous les agents médicamenteux.

En premier lieu, il est de toute nécessité de pratiquer un bon nettoyage de la bouche et il est possible que l'usage régulier de la brosse empêche la gingivite de se produire. Quand elle est déclarée, il peut encore suffire d'enlever soigneusement le tartre qui entoure les dents et de faire pratiquer des lavages et des nettoyages quotidiens. La guérison peut survenir à la suite de ces simples mesures de propreté.

Dans les cas rebelles, on aura recours à l'un des nombreux topiques conseillés. C'est ainsi qu'on utilisera les badigeonnages sur les gencives avec une solution d'iode ou du glycérolé de tanin ; les lavages à l'aide de chlorate de potasse à la dose de 8 grammes pour 3o grammes de miel rosat et 2oo grammes d'eau.

Magitot a conseillé l'acide chromique. « C'est, disent A. et D. Pinard, un médicament assurément précieux dans certains cas. Il agit bien, nous pourrions même dire qu'il agit trop bien, car la cautérisation qui résulte de son application est, selon nous, trop énergique, tout au moins chez les femmes enceintes ; de plus, son emploi est difficile et nécessite de grandes précautions, aussi le réservons-nous pour les cas spéciaux dans lesquels nous avons pu déjà en apprécier les excellents effets. »

Cruet[1] rejette l'acide chromique, A. et D. Pinard conseillent une solution à parties égales d'hydrate de chloral et d'alcoolat de cochléaria.

« Le nettoyage de la bouche étant fait quand cela était nécessaire, la solution était appliquée tous les jours, ou tous les deux jours, sur le bord libre et malade des gencives à l'aide d'un instrument dont l'extrémité enveloppée d'un bourrelet de coton hydrophile servait de petite éponge.

---

[1] Cruet. *Progrès médical*, 1884, p. 769.

« Ce pansement est peu douloureux, la cautérisation légère et peu profonde, car l'eschare blanche et très superficielle qui en résulte disparaît généralement vingt-quatre ou trente-six heures après l'application. »

SIALORRHÉE

La salivation abondante a été signalée depuis fort longtemps chez un certain nombre de femmes enceintes. Sans remonter plus haut, on trouve dans les Leçons de Baudelocque l'histoire d'une femme qui, à deux grossesses successives, eut une salivation très considérable. En dehors des observations récentes que nous reproduisons *in extenso* dans notre travail, on trouvera, dans le cours de ce chapitre, plusieurs cas observés par des médecins ou des accoucheurs anciens ou contemporains et qui sont, pour ainsi dire, devenus classiques. Nous devons ajouter de suite que les cas observés doivent être incontestablement beauconp plus nombreux que ceux rapportés dans les traités d'accouchements, car la sialorrhée n'a pas paru aux yeux des observateurs être une complication assez sérieuse de la grossesse, au moins dans la plupart des cas, pour que les auteurs s'y soient arrêtés longtemps.

Cependant, tous les traités classiques de l'art des accouchements, les traités français surtout, consacrent quelques pages ou tout au moins quelques lignes à la salivation des femmes enceintes.

Chailly, après avoir mentionné le cas de Baudelocque et celui de Danyau, parle du traitement de la salivation.

Cazeaux s'occupe aussi plus particulièrement du traitement.

Tarnier et Budin rapportent les cas de Montgomery, de Barnes, de Tarnier et distinguent les cas de ptyalisme isolé et ceux où la salivation accompagne les vomissements graves de la grossesse.

Charpentier consacre aussi quelques lignes dans son *Traité* à cette complication de la grossesse qu'il a eu également l'occasion d'observer.

Vinay, dans les *Maladies de la grossesse*, fait une étude plus complète du ptyalisme et, s'appuyant sur quelques-unes des observations récentes reproduites plus loin, compare la salivation aux vomissements incoercibles.

M. le docteur Césari Le Masson[1], dans sa remarquable thèse sur les *Ictères et la colique hépatique chez les femmes en état de puerpéralité*[1], parlant du rôle que le foie peut jouer dans certaines affections gravidiques s'exprime en ces termes : « ... Les notions plus exactes que nous avons sur la physiologie normale et pathologique du foie, nous permettront d'envisager la question sous un jour plus élevé ; et l'époque n'est peut-être pas éloignée où il sera possible de ranger, dans un très important chapitre des maladies de la grossesse, non seulement les états pathologiques du foie comme ceux qui nous intéressent actuellement, mais, en outre, un

---

1. Paris, 1898, p. 3.

certain nombre d'états : les uns bien connus dans leur ensemble, comme l'*éclampsie* ; d'autres, dont la pathogénie nous échappe encore, comme les *vomissements* dits *incoercibles,* le *ptyalisme,* etc., dont le facteur étiologique principal peut très bien avoir sa source dans le foie. »

Nous verrons, à notre tour, ce qu'il faut penser de cette assimilation.

En Allemagne, presque tous les traités d'accouchements consacrent un chapitre plus ou moins développé à la salivation des femmes enceintes.

Si Hohl garde le silence, Nægelé-Grœnser en signale la fréquence, sans indiquer un traitement spécial.

Scanzoni[1] recherche la pathogénie de la salivation et attribue la maladie à une irritation des glandes salivaires par altération sanguine survenant surtout dans les premiers mois de la grossesse. Il considère la maladie comme peu dangereuse, de courte durée, et n'exigeant pas l'intervention de l'art.

Schrœder[2] n'étudie que le traitement et conseille des gargarismes astringents.

Spiegelberg[3] dit avoir observé deux cas de salivation. Celle-ci a fortement affaibli les malades. Il admet un trouble de l'innervation comme cause du phénomène. Il a peu de confiance dans les gargarismes astringents. Il conseille le fer à l'intérieur, une bonne alimentation, de l'iodure de potassium dans les limites

---

1. Scanzoni. *Obstétrique.* Vienne, 1867, II, p. 23.

2. Schrœder. *Traité d'obstétrique.* Vienne, 1874, p. 351.

3. Spiegelberg, 1882, pp. 61 et 237.

compatibles avec la grossesse, et l'atropine conseillée par Ebstein pour détruire l'influence de la corde du tympan sur la sécrétion salivaire. (On se rappelle en effet que la corde du tympan, branche du facial, vient s'anastomoser avec le lingual et donne des filets qui innervent les glandes sous-maxillaires et sublinguales.)

Comme on le voit par ce court exposé de ce qu'on trouve chez les auteurs des divers traités d'accouchements, une étude complète de la salivation des femmes enceintes, basée sur les observations connues, n'a jamais été tentée. Nous allons essayer de combler cette lacune.

Symptômes et marche. — La sialorrhée débute le plus souvent dans les premières semaines de la grossesse. Elle peut apparaître alors que celle-ci est encore ignorée, au point que les femmes qui ont déjà souffert de salivation à une grossesse antérieure reconnaissent à la seule apparition du phénomène que la conception a eu lieu.

« L'apparition du ptyalisme simple, disent Tarnier et Budin, chez une femme jeune et bien portante doit faire soupçonner une grossesse. »

On connaît l'histoire racontée par Montgomery. Une femme atteinte de salivation accusait son médecin de lui avoir fait prendre trop de calomel; aucun des médecins consultés ne fit le diagnostic. Ce n'est qu'au bout d'un certain temps qu'on fit le diagnostic de grossesse, et la femme a été obligée d'avouer qu'elle n'avait pas pris de calomel. Tarnier a pu faire le diagnostic de grossesse en se basant sur l'existence du ptyalisme

chez une femme qui n'avait pas eu d'enfants depuis
plus de vingt ans et qui se plaignait de disparition des
règles et d'accidents nerveux.

Remarquons en passant qu'il s'agissait d'une grossesse tubaire et que la malade mourut au troisième
mois d'une hémorrhagie interne produite par la rupture
de la trompe.

L'apparition précoce de la salivation a été bien marqués dans l'observation suivante :

OBSERVATION I

*Un cas de salivation excessive pendant deux grossesses successives ;
présentation de la face, première position ; rotation effectuée à l'aide
du forceps ; enfant vivant : par* W.-L. RICHARDSON *in* The Boston
medical and surgical Journal, *vol. XCVII, n° 2, 12 juillet 1877.*

Je dois une grande partie des notes cliniques du cas suivant
à l'obligeance de M. C. M. Green, de l'École de médecine de
Harward, qui a traité la femme durant son accouchement et la
convalescence consécutive.

Mme C., âgée de 35 ans, enceinte pour la première fois en décembre 1874, commença, vers la quatrième semaine, à être in-
commodée par une salivation abondante, qui persista jusqu'au
terme de la grossesse, et ne cessa qu'à la naissance de l'enfant
au mois de septembre. La salivation fut le seul trait marqué par
cette grossesse. L'accouchement fut terminé à l'aide du forceps,
bien que la femme ne puisse pas nous renseigner sur les motifs
qui ont fait y recourir. L'enfant était d'apparence bien portante,
mais mourut d'érysipèle à l'âge de trois mois.

Vers la fin du mois de juin dernier, elle devint de nouveau
enceinte et, avant même d'en être avertie par l'absence des
règles, probablement entre la seconde et la quatrième semaine

de la grossesse, une salivation abondante réapparut. Se souvenant alors de ce qui s'était passé antérieurement, elle considéra la salivation comme le premier indice de son état et ne fut dès lors nullement surprise que les règles n'apparussent pas à l'époque habituelle. La salivation devint très abondante, tout comme dans la première grossesse. A tous les autres points de vue, la santé de la mère demeura excellente. L'absence de nausées et de vomisssements qui accompagnent généralement les premiers mois de la grossesse fut de nouveau notée, comme quand elle était enceinte de son premier enfant. Je vis la malade pour la première fois le 4 septembre 1876, quand elle se présenta à la consultation externe de l'hôpital de Massachusetts pour demander si on ne pouvait pas la soulager de cette salivation continue et ennuyeuse. Des remèdes variés furent essayés tant à l'intérieur qu'en applications locales, mais sans effet favorable ou durable. Voyant que tout traitement demeurait sans résultat, la femme cessa de revenir à l'hôpital, et je considérais comme terminée l'histoire de ce cas.

Le 29 mars, à 5 heures et demie du matin, je fus appelé par M. Green, de l'École de médecine, pour voir une malade qui avait été confiée à ses soins par le département obstétrical de l'École. En arrivant, je reconnus la malade qui m'avait consulté à l'hôpital au sujet de sa salivation. M. Green avait été appelé auprès d'elle la veille vers 9 heures du soir. Le travail avait commencé à peu près huit heures avant sa première visite. L'orifice était alors de la dimension d'un quart de dollar d'argent et les membranes n'étaient pas rompues. Il n'y avait pas de présentation. La salivation était très abondante. Les douleurs étaient fortes et fréquentes. Le travail progressa peu dans la nuit, et, en présence de cette lenteur dans la marche de l'accouchement, on me fit appeler.

En arrivant, je trouvai les membranes rompues. L'orifice était complètement dilaté. Il s'agissait d'une présentation de la face en première position. Les douleurs étaient très fréquentes et très violentes, et la partie fœtale qui se présentait était profondément engagée au-dessous du détroit supérieur du canal pelvien. La femme était en bonne condition, bien que donnant quelques signes de fatigue. Le pouls était aux environs de 80.

En considération de l'état général relativement bon de la mère, et estimant qu'il faudrait sans doute avoir recours à une intervention sérieuse, je résolus d'attendre et voir si la rotation de la tête se ferait avec un engagement aussi prononcé.

A 9 heures, la partie fœtale en présentation était beaucoup plus enflée. La tête et la face étaient, si possible, plus enclavées dans le canal pelvien. Le front paraissait, cependant, avoir tourné légèrement vers l'arcade pubienne. La mère paraissait plus fatiguée, mais le pouls était toujours aux environs de 80 et avait un bon caractère. Les douleurs étaient fortes et fréquentes.

A midi, aucun changement ne s'était produit dans la position de l'enfant. Le pouls maternel avait augmenté de fréquence jusqu'à 100 pulsations, et la femme commençait évidemment à s'épuiser. Les douleurs étaient toujours très fréquentes, mais beaucoup moins fortes. Les bruits du cœur fœtal n'étaient pas perceptibles. Avant d'arriver à des mesures extrêmes, je résolus de tenter la rotation à l'aide du forceps. La vessie fut auparavant vidée, et le forceps fut appliqué sur les pariétaux. On exerça une forte pression dans le but d'avancer la rotation du front et du dos vers le côté gauche de la mère et l'excavation du sacrum. Mais il fut impossible d'y arriver. Me rappelant que précédemment le front avait montré une légère tendance à tourner en avant et vers le côté droit, j'essayai d'effectuer la rotation dans ce sens, lui faisant parcourir cinq huitièmes de cercle au lieu de trois huitièmes. Une pression fut exercée sur la tête, qui commença lentement son mouvement de rotation ; le front tourna et pénétra dans la cavité sacrée, le menton sous l'arcade pubienne. L'enfant, un garçon pesant 8 livres et demie, fut extrait sans autre difficulté.

L'examen de l'enfant montra que le cou était fortement tordu vers le côté droit. La face était couverte d'ecchymoses ; les paupières et les lèvres étaient très tuméfiées. La respiration de

l'enfant ne commença qu'après de grands efforts. La mère se
rétablit très bien. La salivation cessa une heure après la naissance de l'enfant. La montée du lait se fit au troisième jour.

L'enfant augmente régulièrement. La torsion du cou disparaît
graduellement, et, huit jours après l'accouchement, il ne présentait plus rien de particulier à l'extérieur qu'une légère injection
sanguine de l'œil gauche.

Dans les débuts et quelquefois durant tout le temps
de la grossesse, le ptyalisme est peu abondant et se
traduit seulement par quelques envies de cracher ;
mais le plus souvent il est considérable, même peu de
temps après son apparition. La bouche est sans cesse
remplie de salive ; les malades en avalent une partie
mais la plus grande partie est expulsée volontairement.

Quand la salivation est très abondante, le liquide
s'écoule incessamment de la bouche. La quantité de
salive ainsi excrétée est très variable ; il n'est pas rare
qu'elle atteigne plusieurs litres.

Les femmes mouillent plusieurs douzaines de mouchoirs ; d'autres ont recours à des serviettes. Une malade de Barnes venait à la consultation tenant à la
main un vase d'une capacité d'un demi-litre environ ;
qu'elle emplissait plusieurs fois par jour. Tarnier dit
avoir vu plusieurs faits du même genre dans lesquels
les malades ne pouvaient faire une visite qu'un cra-
choir à la main ou dissimulé dans un foulard ou dans
un petit sac.

Quelques auteurs font la remarque que la salivation
diminue ou même cesse pendant les repas et souvent
pendant l'heure suivante. Mais il est loin d'en être
toujours ainsi, car, dans certaines observations, comme

dans celle n° V rapportée plus loin, il y a une augmentation de la salivation après les repas.

La salivation, dit Vinay, disparaît ordinairement pendant la nuit, ou plutôt pendant le sommeil, car on la voit réapparaître dès que la malade se réveille.

Mais, cependant, ce n'est pas la règle générale et Vinay cite lui-même le cas de la femme de Montgomery qui était dans la nécessité de recouvrir son oreiller d'un drap. Dans l'observation VII de Schramm, il est noté également que la salivation persistait la nuit.

La salive ainsi excrétée est un liquide limpide, clair, parfois blanc jaunâtre ; elle n'a ni saveur, ni odeur ; elle est légèrement alcaline ; les malades, d'après Tarnier, lui trouvent un goût fade et éprouvent du dégoût ou ressentent des nausées, quand elles veulent s'astreindre à l'avaler.

Cette salive ainsi introduite dans l'estomac peut être mal tolérée et donner lieu à des vomissements. C'est ce que montre l'observation suivante que nous devons à l'obligeance de notre cher maître, M. le professeur Herrgott.

OBSERVATION II

(Inédite.)

Mme X., 35 ans, enceinte pour la deuxième fois, est atteinte d'une sialorrhée extrêmement intense dès le début de sa grossesse. Cette salivation persista jusqu'au terme de la gestation. L'accouchement terminé, toute salivation avait disparu. Quand la malade était obligée d'avaler sa salive, parce qu'elle se trouvait dans l'impossibilité de cracher, pendant une visite, par exemple, elle était prise de vomissements assez pénibles. Ayant remarqué le fait, elle n'avala plus sa salive et depuis lors elle ne vomit plus. La sialorrhée, sans disparaître complètement, était cependant très atténuée pendant le sommeil.

La composition du liquide ainsi sécrété en abondance par les glandes salivaires diffère beaucoup de la salive normale.

Le poids spécifique est moindre; ce poids aurait été, d'après l'analyse faite par Fleck, de 1,0025 dans le cas de Schramm. On trouvera à la suite de l'observation VII l'analyse complète, la seule que nous possédions, de la salive sécrétée dans ces conditions chez les femmes enceintes. La ptyaline manquerait. Ce fait a son importance, car on sait que la ptyaline ou diastase salivaire est le principe actif de la salive et a pour propriété de transformer l'amidon en sucre.

Les caractères que nous venons d'indiquer pour la salive de la sialorrhée gravidique diffèrent notablement de ceux indiqués par Klippel et Lefas[1] pour les cas de sialorrhée pathologique. Pour ces auteurs, ce serait parfois un liquide légèrement filant. « Bien qu'en général insipide, certains malades peuvent accuser dans la bouche, au moment de l'accès, une saveur salée ou métallique, parfois même putride. Le liquide rendu, en général inodore, peut être parfois plus ou moins fétide... L'examen clinique décèle dans ce liquide la présence de sels (phosphates et carbonates de potasse, sulfocyanure de potassium, etc.); il y montre de même l'existence de la diastase salivaire. »

---

1. « De la Sialorrhée. » (*Gazette des Hôpitaux*, 15 mai 1897.)

Quelquefois, la salivation est le seul accident de la femme enceinte; mais c'est là une exception. Presque toujours il y a des nausées, et souvent des vomissements. Nous avons déjà dit précédemment que Tarnier et Budin distinguent la salivation isolée d'avec celle qui accompagne les vomissements incoercibles.

Souvent il y a une soif vive, concomitante; l'appétit est parfois conservé, d'autres fois diminué, comme dans l'observation n° VI. Dans tous les cas, la digestion est plus ou moins troublée, ce qui contribue à l'affaiblissement des malades, à leur dépérissement, comme dans l'observation d'Audebert. Dans ce cas, l'auteur a signalé chez sa malade une gêne de la déglutition; on observe assez souvent cette dysphagie. Si l'on examine l'état de la bouche, on ne constate souvent absolument rien ou bien seulement un état saburral de la langue, indice du catarrhe gastrique. D'autres fois, au contraire, on trouve des gencives gonflées et rouges, comme dans l'observation de Schramm; ou même saignantes, comme dans le cas d'Audebert.

Suivant Vinay, on remarquerait du gonflement au niveau des glandes sous-maxillaires et sublinguales. Les auteurs des différentes observations que nous rapportons ne mentionnent rien de semblable.

L'état général des malades varie avec l'intensité de la maladie. Il est facile de comprendre qu'une salivation abondante et de longue durée doit affaiblir considérablement, surtout en tenant compte des troubles de la digestion qu'elle entraîne.

« La cause de l'amaigrissement et de la perte des forces ne doit pas être cherchée dans la perte des substances organiques ou inorganiques par la salive; mais plutôt dans la composition anormale de cette dernière, dans son manque absolu de tout pouvoir digestif[1]. »

L'amaigrissement a été considérable chez la malade d'Audebert qui, quoique de taille moyenne, ne pesait plus que 45 kilogrammes. En tout cas, la sialorrhée est un phénomène très incommode, gênant la parole, obligeant à boire sans cesse, empêchant tout travail, troublant souvent le sommeil, et pouvant amener des accidents assez semblables à ceux des vomissements incoercibles. Il n'est pas étonnant dès lors de voir que, comme dans les cas de vomissements incoercibles, on a, dans certains cas, dû interrompre la grossesse. C'est ce qui s'est passé cinq fois de suite chez la femme dont l'observation est rapportée par Hirst dans le *Boston medical and surgical Journal*, 1891, n° 23, page 595.

OBSERVATION III

Ptyalisme dans cinq grossesses successives, par Barton Cook Hirst.

Mme F. est mariée depuis quatre ans et est enceinte pour la cinquième fois. Les grossesses précédentes ont toutes été interrompues artificiellement à cause du ptyalisme et des vomissements, la première au cinquième mois, les autres avant le troisième. La malade assure que ces symptômes sont apparus dans les premiers jours de la conception, et qu'ils abattent ses forces au suprême degré. Elle est fermement convaincue qu'elle ne

---

1. Vinay, *loco citato*.

pourrait pas survivre au delà des deux ou trois premiers mois, et son mari partage sa conviction. Les glandes salivaires sécrètent la salive en grande abondance et elle doit en avaler une forte quantité ou la cracher constamment. Les nausées et les vomissements semblent être secondaires au ptyalisme. Ces symptômes sont exagérés, mais pas au point de devenir dangereux ou de ne pouvoir être enrayés.

Conseillée par son mari, cette femme a pensé que cette sécrétion excessive de salive peut être diminuée dans une large mesure, en mâchant une sorte de gomme sucrée, ce qu'elle fait nuit et jour, ayant soin d'en emporter une boîte en allant se coucher. Elle est naturellement nerveuse au plus haut point. En examinant l'utérus, on trouve que ses dimensions, sa hauteur et sa consistance ne sont pas en rapport avec l'âge de la grossesse, qui serait de deux mois. Il est très mobile, et l'on ne trouve aucune trace d'inflammation ancienne ou récente dans les ligaments larges. Je suis appelé auprès de cette femme dans le but, espéré par la famille, que je provoquerai immédiatement l'avortement. Je m'y refusai, estimant que la vie de la femme n'était pas en péril.

J'exprimai l'opinion qu'un régime sévère, un repos absolu arriveraient à modifier les symptômes nerveux et probablement à faire cesser le ptyalisme et qu'on pourrait laisser la grossesse évoluer jusqu'au terme sans aucun danger spécial. Cette opinion ne parut acceptable ni au mari, ni à la femme, et je ne doute pas qu'on ait eu recours à l'avis d'autres médecins et que le sacrifice de l'embryon n'ait été consommé.

Dans l'observation IV de Black rapportée plus loin, la provocation de l'avortement avait également été décidée.

Le ptyalisme se produit très souvent dans plusieurs grossesses successives. Chailly[1] parle d'un cas rapporté

---

1. *Traité de l'art des accouchements.*

par Devilliers fils et communiqué par Danyau à la Société médicale du 12ᵉ arrondissement.

« Une dame eut, à sa première grossesse, un ptyalisme abondant jusqu'au sixième mois. A sa seconde grossesse, cet accident se prolongea jusqu'à son accouchement et même quelque temps au delà. Devenue enceinte pour la troisième fois, la salivation s'est encore renouvelée. On évalue à un litre la quantité de salive qu'elle rendait et dont elle mouillait trente à quarante mouchoirs par jour. Aucun remède n'a pu arrêter cette sécrétion abondante; l'eau glacée a paru seule la supprimer une fois, mais en donnant lieu à des étouffements violents qui ont contraint d'y renoncer.

Chez une malade de Cazeau, la salivation s'est produite à la première et à la seconde grossesse et pas à une troisième.

La malade de Montgomery a eu de la salivation à plusieurs grossesses successives. La sialorrhée s'est également reproduite dans l'observation III que nous venons de citer, dans celle de Davezac et celle de Labbé. Il en a été de même chez une malade de Charpentier, et Vinay dit qu'une de ses malades a présenté ce symptôme pendant ses six grossesses. A chaque grossesse, la salivation persiste pendant plus ou moins longtemps. Nous avons déjà dit qu'elle commence en général dans les premières semaines. Elle peut persister durant toute la grossesse. Chez la malade de Montgomery, elle ne cessa que quelques semaines après l'un des accouchements. Tarnier a vu la salivation continuer chez une primipare pendant plus d'une année, chez une multipare pendant plus de deux années après l'accouchement. Souvent, au contraire, la salivation cesse vers le quatrième mois, comme dans l'observation suivante.

OBSERVATION IV

Un cas de salivation spontanée compliquant la grossesse observée
par Archer Farr, *communiqué par le Docteur* Black.

Mme A., mère de quatre enfants, et enceinte actuellement pour la cinquième fois, a commencé à saliver abondamment à peu près au second mois de sa grossesse. L'écoulement de salive était tellement abondant, qu'elle avait besoin de deux douzaines de mouchoirs par jour. Suivant son dire, cela représentait environ deux pintes par jour. Quand elle se trouvait chez elle, elle était assise avec une cuvette devant elle, et la salive s'écoulait constamment de sa bouche. Il ne pouvait être question d'intoxication mercurielle; les glandes salivaires n'étaient pas augmentées de volume et il n'y avait pas de fétidité de l'haleine. Sa langue était parfaitement nette, mais la femme ressentait de la douleur et parfois une irritation après avoir pris des aliments. On donna du bismuth et de l'opium, ce qui amena une détente des phénomènes douloureux et incommodes, mais ne modifia nullement la salivation. Elle continua à saliver abondamment jusqu'à peu de temps avant l'apparition des signes de vie chez le fœtus. A ce moment, elle était tellement amaigrie et réduite, que je résolus, d'accord avec un confrère consultant, de provoquer le travail prématurément. Cette décision prise, avant de la mettre à exécution, j'observai une diminution marquée dans la quantité de salive sécrétée. Je différai dès lors l'opération et je conseillai à la femme de s'armer de patience encore quelque temps, pour me permettre d'observer si les symptômes ne continueraient pas à s'améliorer encore. Deux jours après, elle perçut pour la première fois les mouvements

de l'enfant, et ressentit presque aussitôt dans son mal un soulage-
ment inexprimable. Tous les symptômes dyspeptiques cessèrent ;
l'appétit revint et là fonction salivaire se rétablit rapidement.

La malade regagna vite des forces et n'eut plus besoin d'aucun traitement médical jusqu'au moment de son accouchement,
où elle donna le jour à un enfant superbe ; actuellement, la
mère et l'enfant sont en parfaité santé.

Si, comme dans l'observation précédente, la salivation cesse quelquefois au moment où le fœtus, par des
mouvements actifs, indique son existence, d'autres fois
il arrive que, quand le produit de la conception menace
de périr, la salivation cesse aussi ou diminue, pour reprendre une intensité nouvelle quand le danger qui menaçait l'embryon a disparu. Nous savons que dans le
cours des vomissements incoercibles on observe parfois
aussi des rémissions quand il y a menace d'avortement.
Ce n'est pas d'ailleurs la seule assimilation qu'il soit
possible de faire entre la sialorrhée et les vomissements.

L'observation de Davezac nous montre précisément
un cas où, sous l'influence d'une menace d'avortement,
il y eut une diminution momentanée dans la quantité
de salive sécrétée. Voici cette observation.

OBSERVATION V

*Un cas de sialorrhée de la grossesse. Injection de nitrate de pilocar-
pine. Guérison. Communiqué à la Société de médecine et de chirur-
gie de Bordeaux, le 24 juillet 1882, par le Docteur* Davezac, *médecin des hôpitaux de Bordeaux.*

Mariée, lymphatique et nerveuse, la malade dont il s'agit est
âgée de 26 ans. Santé extérieure toujours satisfaisante. Antécédents héréditaires ou personnels parfaits.

Une première grossesse, simplement accompagnée de fatigue, se termine à six mois, sans cause connue. Une deuxième grossesse commence quatre mois plus tard ; dans cet intervalle, pas de salivation. Dès ce moment, pendant les quatre premiers mois, salivation médiocrement abondante (un verre seulement dans la journée) ; le liquide excrété avait une saveur fade, non sucrée. A partir du cinquième mois, ce phénomène disparaît peu à peu. Accouchement, à terme douteux, d'une toute petite fille, qui, faute de lait maternel, a été nourrie au biberon et n'a vécu que 14 mois. Rien d'anormal dans la fonction salivaire durant tout ce temps, au milieu duquel Mme X. vient me demander des soins pour un certain degré d'anémie.

Troisième grossesse dans la deuxième quinzaine de septembre 1881. Aussitôt, la salivation reparaît, pour atteindre, dès le commencement d'octobre, son maximum d'intensité : en moyenne un litre de salive dans la journée, et se maintenant à ce degré jusqu'au moment où je suis intervenu. Toutefois, après le repas, cette exagération de la fonction est plus active et la soif toujours assez vive subit la même variation. N'était la lenteur qui en résulte pour la digestion, la malade engraisserait sensiblement, car son appétit est bon, extrême quelquefois.

Quelques vomissements ont troublé les deux premiers mois ; le sommeil n'est pas interrompu par le trouble fonctionnel qui nous occupe. Ni albuminurie, ni sucre dans l'urine. Le 28 novembre au soir, à la suite d'une émotion violente et d'une marche longue et rapide, un écoulement sanguinolent a lieu par le vagin. Je trouve le col utérin diminué d'un tiers, puis de moitié ; l'orifice externe admet aisément la pulpe de mon doigt ; coliques manifestes au niveau de l'utérus. Cet avortement possible est arrêté par le traitement approprié ; tout rentre dans l'ordre, et, le 2 décembre, je cesse de visiter Mme X. La salivation a persisté, mais moindre, ces quatre jours.

17 décembre. Je m'enquiers de nouveau de la santé de la malade et me décide enfin à tenter quelque chose contre cet accident, qui finirait par épuiser ses forces tant par l'inutile déperdition du liquide salivaire que par le trouble apporté dans la digestion. Du reste, la constipation est habituelle, les fèces sont dures, les selles douloureuses. Je me décidai, parce que je venais de lire, dans le *Courrier Médical* du 10 décembre, que M. Ed. Labbé avait, en pareil cas, employé avec succès les injections de nitrate de pilocarpine. Jusque-là, je l'avoue, j'étais le plus embarrassé du monde et me bornais à soutenir de mon mieux les forces de la malade. J'injectais donc à l'avant-bras un centigramme de pilocarpine; un quart d'heure après, la salivation, interrompue pendant ce temps, reparaît et se poursuit environ deux heures. La salive remplit la moitié d'un saladier commun. Sur la fin, quelques vomissements glaireux.

Mme X. dîne à 8 heures, et rien de particulier jusqu'au matin.

18 décembre matin. La malade a craché dès son lever plus que d'habitude. Elle a bien déjeuné et, cette après-midi, il semble que la digestion soit plus facile; il y a peu de salivation.

19 décembre. Presque pas de salive dans la journée. A 5 heures du soir, je fais une deuxième injection d'un centigramme. La salivation s'établit au bout de dix minutes, devient très abondante et s'accompagne vers 11 heures de vomissements glaireux. La malade ne dîne pas, et son sommeil de la nuit est interrompu par la salivation qui persiste jusque vers 8 heures du lendemain matin. La quantité de salive rejetée peut être évaluée aux trois quarts d'une cuvette ordinaire.

20 décembre. Dans cette journée, encore quelque peu de salivation, elle cesse le soir définitivement.

3 janvier 1882. La santé de Mme X. est absolument rentrée, depuis le 21 décembre, dans la santé normale de la femme dans l'état de gestation. J'ajoute, pour terminer l'histoire de celle-ci, qui devait être intéressante jusqu'au bout, qu'une deuxième fois (20 janvier), une petite hémorragie s'est produite avec menace d'avortement et qu'enfin le 23 mai, c'est-à-dire au bout du huitième mois, la poche des eaux s'est rompue spontanément un matin et qu'une fille excessivement menue est née vivante après quarante-huit heures d'un travail des plus ralentis.

Je rapporterai encore une observation de sialorrhée concernant une malade qu'il nous a été donné d'observer et chez laquelle une hémorrhagie survenue dans le cours de la grossesse a complètement mis fin à la salivation.

OBSERVATION VI

(*Personnelle*.)

Mme X., de Nancy, 27 ans. Antécédents héréditaires nuls. Antécédents personnels normaux. Premières règles apparurent à 13 ans et toujours régulières. Pas de leucorrhée.

Sixième grossesse. Les dernières règles ont eu lieu le 10 mars 1898. Pendant les premières semaines, il n'y eut aucun accident à noter. Le 20 avril, survinrent des vertiges accompagnés de nausées et bouffées de chaleur après chaque repas. L'appétit commença à diminuer. Le 25 avril, apparut une salivation abondante qui forçait la malade à tenir constamment devant la bouche des mouchoirs et des serviettes ; au bout de quelque temps, la malade, fatiguée de cracher, voulut s'habituer à avaler sa salive, mais elle ne put y parvenir, car chaque déglutition provoqua des vomissements.

La malade prétendait que sa salive avait un goût de plus en plus fade, et à partir de ce moment, les vomissements devinrent plus fréquents. L'inappétence était complète et l'état général de la malade inquiéta tellement son entourage qu'on décida de demander une consultation au médecin de la famille. A son arrivée, celui-ci trouva la malade très épuisée par la salivation qui augmentait sans cesse. Mme X. dut s'aliter. Toutes les médications furent sans effet. C'est alors que le médecin crut pouvoir diagnostiquer une grossesse probable, diagnostic d'autant plus justifié qu'au cours de ses grossesses antérieures, la malade avait eu de la salivation exagérée mais peu abondante.

Le 15 mai, l'état général ne s'améliorant pas, le médecin

proposa des injections de sérum. Le même jour, la malade, ayant essayé de se lever, pendant qu'on l'avait laissée seule, fut prise de vertige et fit une chute légère. Le soir, une petite hémorrhagie utérine se déclara. Quelques heures après, la salivation diminua considérablement; le 17 mai, elle cessa définitivement, l'appétit revint et les forces reparurent rapidement.

Cependant, la grossesse continua, mais de nouvelles hémorrhagies survinrent. Vers le mois de juillet, la malade accusa des symptômes très nets d'hydrorrhée. Celle-ci détermina finalement l'avortement le 5 septembre.

DIAGNOSTIC

Le seul point important dans le diagnostic de la salivation des femmes enceintes consiste à ne pas méconnaître la grossesse. En présence d'un cas de salivation, on pense tout d'abord à l'hydrargyrisme. Il faudra donc rechercher si la femme a pu s'intoxiquer soit en prenant du calomel, soit à l'aide d'une solution de sublimé, en injection par exemple. De plus, l'état des gencives, la fétidité de l'haleine, la diarrhée permettront d'éviter l'erreur.

Il faudra de même rechercher dans les commémoratifs si la malade n'a pas pris une des substances qui ont la propriété d'exagérer la sécrétion salivaire, telles que la digitaline, les iodiques et surtout le jaborandi et son dérivé : la pilocarpine.

Dans le cours des diverses stomatites, la salivation est presque la règle. Il faudra donc examiner la bouche et les dents, rechercher s'il y a de la fétidité de l'haleine, etc.

En l'absence de toute lésion locale ou de la possibilité d'une intoxication, il faudra rechercher si la salivation est due à une névrose ou à une lésion organique du système nerveux.

Tanquerel des Planches[1] a réuni plusieurs cas de sialorrhée indépendante de toute lésion et en a fait une névrose salivaire. Klippel et Lefas en ont observé un cas survenu à la suite de l'avulsion de deux dents effectuée dans un court espace de temps. « Elle a été précédée d'engorgement léger des ganglions du cou, ce qui semble indiquer que le traumatisme en cause s'est accompagné d'une infection non constatée d'ailleurs, mais ayant joué son rôle dans les accidents consécutifs... De la sorte, on se trouve en présence d'une névrose évidente, survenue à la suite d'un traumatisme et d'une infection, mais d'une névrose qu'il serait difficile de rapporter à une affection définie et qui, envisagée par ses symptômes, peut être regardée comme un exemple de ces cas que les auteurs désignent sous le nom de sialorrhée essentielle. »

Klippel et Lefas signalent encore une sialorrhée accompagnant les crises d'épilepsie, l'hystérie, le goître exophtalmique, l'hydrophobie rabiforme, la paralysie générale, les maladies du bulbe, de la moelle et du cerveau.

Enfin, Tarnier et Budin signalent la salivation exagérée chez quelques femmes atteintes de métrite chronique accompagnée de dyspepsie.

Pour éviter toute erreur sur la cause de la saliva-

---

1. *Journal de médecine,* juin et juillet 1844.

tion, il faut songer chez les femmes à la possibilité d'une grossesse et rechercher si elle existe. C'est pour avoir oublié cet examen spécial de sa malade que Schramm a traité une femme pendant deux mois pour une salivation très abondante, sans se douter que cette salivation était causée par l'état de gestation de la femme.

Ce n'est que par hasard qu'on apprit que la femme n'était pas réglée et qu'on eut l'idée de rechercher si elle était enceinte. Voici d'ailleurs cette observation qui nous a paru intéressante en raison des nombreux détails qu'elle contient.

OBSERVATION VII

Communiquée à la Société gynécologique de Dresde, le 15 mai 1886,

par le Docteur JUSTUS SCHRAMM.

Ida Walther, femme de chambre, âgée de 24 ans, entre, le 21 août 1885, à l'hôpital Carola à Dresde. Jusqu'à il y a un an et demi, elle a toujours été bien portante. Depuis lors, elle souffre d'un point dans la région stomacale, de lassitude, d'amaigrissement progressif. Dans les trois derniers mois, elle a fréquemment des vomissements et de la salivation.

État actuel : Blonde délicate, taille moyenne, très amaigrie. Gencives gonflées et rouges. Organes thoraciques normaux. Le ventre est normalement développé ; la région stomacale est un peu proéminente, sensible à la pression. Limites du foie normales. Température du corps normale. Pouls petit, non accéléré. Appétit très faible, souvent des nausées. Le sommeil est troublé par l'écoulement continu de la salive. On en a recueilli environ 1,200 centimètres cubes en vingt-quatre heures ; mais la quantité excrétée doit être évaluée à plus, car la malade en avale. On a d'abord émis le diagnostic : hydrargyrisme chronique, mais on vit bientôt que c'était une erreur. On prescrivit une solution d'iodure de potassium à 5 pour 150 grammes et des gargarismes de chlorate de potasse.

25 août. Les nausées avaient diminué, mais ont été plus fortes dans l'après-midi. Salivation stationnaire. Les gencives sont moins tuméfiées. La faiblesse est grande.

30 août. Appétit meilleur. Salivation encore très abondante. Vomissements dans l'après-midi, appétit bon. La faiblesse continue.

10 septembre. Les vomissements ont cessé. Les gencives ne sont plus que très peu tuméfiées. Appétit bon. L'état général n'est pas amélioré.

15 septembre. La malade se plaint d'un goût amer dans la bouche. Elle se sent mal et vomit après avoir pris sa médication. On remplace l'iodure de potassium par du sulfate d'atropine, une pilule de $0^{gr},0005$ par jour.

18 septembre. A cause de l'irritation dans la gorge et du mydriasis, on ne prescrit les pilules d'atropine qu'alternativement un jour sur deux. Après l'absorption des pilules, la salivation diminue pendant huit heures légèrement. Les vomissements et les malaises sont moindres.

22 septembre. Salivation moindre, on donne les pilules de $0^{gr},0005$ de sulfate d'atropine journellement sans signe d'intoxication. Pas de vomissements. Appétit meilleur. Les forces ne sont pas sensiblement améliorées. Deux pilules par jour.

7 octobre. La salivation continue. La malade se plaint fréquemment de malaise et de maux de tête. On remplace l'atropine par la duboisine à doses égales.

18 octobre. La salivation est moindre : de 800 à 900 centimètres cubes en moyenne, elle tombe à 600 centimètres cubes. État subjectif non modifié.

23 octobre. Pas de changement dans la salivation. On apprend par hasard que depuis le mois de juin il y a absence de règles, et la malade dit qu'il est possible qu'elle soit enceinte. A l'examen, on constate une grossesse de cinq à six mois. On fait passer la femme dans la section d'obstétrique et de gynécologie.

3o octobre. Galvanisation du sympathique. Sécrétion journalière de 6oo à 7oo centimètres cubes de salive. Les maux de tête et les malaises persistent.

3 novembre. Même quantité de salive; on fait des injections sous-cutanées de o^{gr},o1 de chlorhydrate de pilocarpine.

4 novembre. Après l'injection, la salivation augmente, puis cesse, si bien que la quantité n'est pas accrue. Comme l'état général s'est amélioré, on continue le même traitement.

6 novembre. La malade a reçu jusqu'à présent trois injections de pilocarpine. Il n'y a pas de changement dans la quantité de la salive émise. Grande faiblesse. On prescrit du fer et du quinquina.

12 novembre. Après les injections de pilocarpine, les phénomènes subjectifs ont notablement diminué. Pour le reste, pas de changement; 6oo à 7oo centimètres cubes de salive.

15 novembre. 6oo centimètres cubes de salive. Le soir, on fait une injection de o^{gr},o1 de pilocarpine.

17 novembre. 4oo centimètres cubes. Pas d'injection.

18 novembre. 8oo centimètres cubes de salive. Une injection.

19 novembre. 7oo centimètres cubes de salive. Une injection.

20 novembre. 5oo centimètres cubes de salive. Pas d'injection.

22 novembre. La quantité de 5oo centimètres cubes de salive s'est maintenue. On donne trois fois par jour une cuillerée à bouche d'une solution de bromure de potassium à 5 p. 1oo.

24 novembre. 5oo centimètres cubes. Les maux de tête et les troubles de l'estomac sont moindres.

25 novembre. 4oo centimètres cubes.

26 novembre. 3oo centimètres cubes.

27 novembre. 1oo centimètres cubes.

28 novembre. 2oo centimètres cubes.

La malade quitte l'hôpital. Le 12 février 1886, elle écrit que la salivation n'existe plus guère que la nuit. Elle revient à la consultation en mars. Sous l'influence du bromure de potassium, la salivation a cessé. La femme a un aspect robuste et frais. Elle accouche à terme. L'examen de la salive, fait par le Dr Fleck, a donné les résultats suivants :

Liquide blanc jaunâtre, faiblement alcalin : poids spécifique 1,0025 à 15° C.

99,5475 p. 100. Eau.

0,4525 — Substances dissoutes, à savoir :

0,2434 p. 100 de substances organiques, dont 0,1044 p. 100 de mucine et 0,2091 p. 100 de sels, à savoir :

0,1152 p. 100 de chlorure de chaux ;

0,0144 p. 100 de phosphates de chaux avec traces de magnésie.

0,0795 p. 100 de phosphates alcalins.

Pas de ptyaline.

ANATOMIE PATHOLOGIQUE ET PATHOGÉNIE

Nous avons déjà vu que l'hypertrophie des glandes salivaires admise par Vinay ne se trouvait notée dans aucune de nos observations.

D'autre part, on n'a jamais eu l'occasion d'examiner au point de vue anatomo-pathologique les glandes salivaires de femmes ayant présenté de la sialorrhée durant leur grossesse.

Klippel et Lefas[1] ont pu pratiquer des coupes histologiques de glandes salivaires chez un tabétique ayant présenté de la sialorrhée. « Dans la parotide, ces lésions consistent surtout en des nodules inflammatoires occupant à la fois les acini et le tissu conjonctif, avec inflammation catarrhale diffuse des conduits excréteurs les plus volumineux, en dégénérescence des cellules

---

1. « Des Altérations des glandes salivaires dans la sialorrhée des tabétiques. » (*Bulletin de la Société de biologie*, 1897.)

salivaires. Dans la glande sous-maxillaire, les lésions sont atténuées et se caractérisent surtout par une sclérose diffuse, avec hypertrophie de quelques acini, analogue à ce que l'on observe dans certaines hypertrophies nodulaires du foie.

« En présence des altérations de la parotide, on peut se demander s'il s'agit d'une inflammation née dans cette glande et développée sous l'influence irritative d'une hyperfonction longtemps prolongée, ou, s'il s'agit d'une infection secondaire de l'organe, par envahissement des canaux excréteurs par des microbes pathogènes de la cavité buccale. »

On peut supposer que dans la sialorrhée gravidique, l'hyperfonction peut produire des altérations glandulaires analogues à celles observées par Klippel et Lefas dans la sialorrhée tabétique.

La cause générale, prédominante, de la sialorrhée gravidique est évidemment la grossesse, mais, comme pour les vomissements incoercibles, on peut invoquer un certain nombre de causes efficientes ayant une action plus directement appréciable.

Pour les vomissements, on a incriminé la constipation. La même cause peut être invoquée pour la salivation, et dans plusieurs observations, notamment dans l'observation V, la constipation souvent avec selles douloureuses est relevée.

On sait que Cazeaux a beaucoup insisté sur l'influence possible de la rétroversion et de l'antéversion sur les vomissements et Tarnier a plusieurs fois constaté ces anomalies de direction utérine.

Suivant Gaily-Hewitt, les vomissements graves ap-

paraissent surtout lorsqu'il existe des flexions de l'utérus. Or, voici précisément une observation où l'on
trouve à la fois de la rétroflexion et de la salivation
et où celle-ci a cessé après la réduction de la rétroflexion.

OBSERVATION VIII

*Une complication rare de la rétroflexion de l'utérus gravide. Sialor-
rhée guérie par la réduction, par J.-L. AUDEBERT, chef de clinique
obstétricale à Bordeaux. (Presse médicale, 22 septembre 1897.)*

Mme C., 38 ans, première grossesse normale en 1883 ; suites
de couches infectieuses.

Nouvelle grossesse. Dernières règles fin novembre 1895. Dès
les premiers jours de décembre, Mme C. remarqua qu'elle avait
constamment la bouche pleine d'eau, sans cependant éprouver
la moindre nausée ; puis elle commença à saliver et à cracher,
et à la fin du mois elle était en proie à un crachement incessant.
Les vomissements ne se sont montrés qu'à deux reprises, à la
suite de l'absorption d'un plat que la malade avait en dégoût ;
ils ont été totalement supprimés pendant le reste de la grossesse. Peu à peu, les digestions deviennent pénibles, l'appétit nul,
et Mme C. commença à maigrir d'une façon notable ; elle pouvait encore travailler, mais à la condition de s'entourer la
bouche d'un mouchoir, qu'elle était obligée de changer fréquemment. A ce moment, les mictions se montrèrent plus diffi-
ciles, et à deux ou trois fois elle fut atteinte de rétention
d'urine, qui céda à un grand bain chaud.

On lui conseilla alors des lavages de la cavité buccale avec
une solution boriquée, puis avec une macération d'écorces
d'oranges. Elle suivit encore pendant une quinzaine de jours un
traitement bromuré à la dose de 2 grammes par jour, le tout
sans résultat.

Quand elle vint me consulter, vers le milieu de février, son émaciation était extrême : quoique d'une taille un peu au-dessus de la moyenne, elle ne pesait que 45 kilogrammes ; elle ne prenait aucun aliment solide, éprouvait une grande gêne pour déglutir ; mais elle absorbait de très grandes quantités de liquide, en particulier du lait. Les urines étaient rares, de couleur foncée ; la figure très amaigrie, la peau sèche, les traits altérés ; la malade dormait à peine et s'évanouissait fréquemment. Pas d'albumine dans les urines, pas de fièvre, pas de gonflement au niveau des glandes salivaires, mais les gencives, rouges, congestionnées, saignent facilement.

Examen obstétrical : Col fortement reporté en avant et remonté derrière la symphyse. Toute la moitié postérieure de l'excavation était occupée par une tumeur rénitente et élastique, assez volumineuse, se continuant avec le col, dont elle n'était séparée que par un coude assez marqué. Cette tumeur n'était pas réductible, et chaque tentative de relèvement provoquait de vives douleurs. Col sain. Donc rétroflexion irréductible de l'utérus gravide.

Traitement. — Mise en observation ; 4 grammes de bromure de potassium, décubitus abdominal, longues injections vaginales tièdes et grands lavements chaque jour.

Le 20 février. — 700 grammes de salive.
Le 21 février. — 640 grammes de salive.
Le 23 février. — 810 grammes de salive.
Le 24 février. — 770 grammes de salive.
Ces chiffres ne représentent qu'une partie, une partie était déglutie et les linges en absorbaient. C'était un liquide aqueux, clair, à peine filant.

Le 26 février. — Position génupectorale, réduction sous le chloroforme à l'aide de deux doigts ; gros tampon dans le cul-de-sac postérieur, remplacé le soir par de la gaze iodoformée.

A partir de ce moment, la sialorrhée diminue : le jour même, deux serviettes seulement ; le lendemain, 160 grammes, et, au bout de trois jours, c'était fini. L'alimentation solide fut reprise et, vers la fin du mois suivant, Mme C. avait repris son embonpoint et ses forces.

Accouchement à terme le 23 août.

On a encore, pour expliquer les vomissements, invoqué des maladies des organes génitaux internes. Pour Benett, ce sont des ulcérations du col; Clay, dans un cas, signale la sensibilité du col; Horwitz a noté la coïncidence d'une inflammation étendue du tissu cellulaire péri-utérin.

Lvoff a communiqué deux cas analogues pour ce qui concerne la salivation. Voici, d'après la *Presse médicale* (1896), les faits de Lvoff:

« Lvoff vient de signaler à la Société médicale de Kazan deux cas de ptyalisme grave qu'il a observés. Les deux malades étaient des multipares. Dans les deux cas, la salivation a commencé au deuxième mois, mais a atteint le maximum au troisième mois et a amené de l'épuisement, de l'amaigrissement, une irritation nerveuse.

« A l'examen, on trouvait chez les deux malades une déchirure du col utérin, des érosions de la muqueuse et de l'endométrite. La salivation était tellement abondante, que ces femmes arrivaient à mouiller une dizaine de serviettes par jour, ou bien à remplir de cinq à huit verres, c'est-à-dire à perdre de 1 000 à 1 600 centimètres cubes de salive par jour, sans parler de ce qu'elles avalaient et de plusieurs serviettes mouillées pendant la nuit. Dans aucun de ces cas, il n'a été possible d'incriminer l'hérédité nerveuse.

« Chez la première malade, les cautérisations du

col au nitrate d'argent, les bromures, la cocaïne et,
plus tard, l'atropine ont assez rapidement amené une
amélioration, tandis que, dans le second cas, ni les cautérisations, ni la médication interne n'ont rien changé,
et Lvoff se proposait déjà de provoquer l'avortement
lorsque celui-ci eut lieu spontanément. Presque aussitôt, la salivation diminua. Au bout de quelques jours,
tous les troubles se dissipèrent et la patiente fut complètement rétablie. »

« Cette salivation pathologique, écrit Vinay, est un
phénomène nerveux, qui paraît du même ordre que
les vomissements incoercibles, avec lesquels elle coïn-
cide assez souvent. On l'observe chez les femmes présentant, plus ou moins complets, les stigmates de
l'hystérie, et, comme les vomissements, il faut la ratta-
cher à une manifestation gravidique de la névrose.

« Chez une de nos malades, le ptyalisme avait coïn-
cidé avec des troubles amyosthéniques localisés sur
les membres inférieurs ; l'impotence motrice, sans être
absolue, était très accentuée ; il semblait à la patiente
qu'elle marchait avec des bottes de plomb. Il y avait
également des troubles de la sensibilité qui ne lais-
saient guère de doutes sur l'existence de l'hystérie. »

TRAITEMENT

« Doit-on, écrit Chailly, tenter la suppression du
ptyalisme sympathique de la grossesse ? Baudelocque a
dit, dans ses Leçons, avoir connu une jeune dame qui
eut une salivation abondante à sa première grossesse

sans rien perdre de son embonpoint. Bouvart et Baudelocque furent longtemps pressés par la famille pour l'arrêter ; ils s'y refusèrent constamment. Le ptyalisme ne cessa qu'à l'époque de l'accouchement. A la seconde grossesse, la salivation se manifesta de nouveau. Bouvart étant mort, on appela un autre médecin et un autre accoucheur qui arrêtèrent la salivation. Le lendemain, cette dame fut frappée d'apoplexie. »

Il est difficile de voir dans ce fait autre chose qu'une coïncidence, car depuis lors, dans les cas, rares il est vrai, où l'on réussit à arrêter la salivation, rien de fâcheux n'est survenu aux malades. La difficulté n'est pas d'arrêter la salivation sans danger pour la femme, mais de trouver un traitement qui puisse amener ce résultat.

On conseille souvent aux femmes de mettre dans la bouche de petits morceaux de sucre candi, des pastilles de gomme ou de réglisse, de petits fragments de glace, et d'avaler leur salive ; mais le dégoût et les nausées empêchent les femmes de continuer longtemps ce traitement. Les gargarismes astringents, les amers ne donnent aucun résultat.

Trousseau et Pidoux[1] parlent d'une observation de Lemoestre, où une salivation qui par son abondance menaçait d'épuiser la malade, avait été guérie assez rapidement par l'iodure de potassium administrée sous forme de pastilles. On donnait quatre à cinq de ces pastilles par jour avec recommandation de les laisser fondre dans la bouche et d'avaler la salive.

---

1. *Traité de thérapeutique*, I, p. 332.

L'atropine a été conseillée par Heidenbaum[1] et par Ebstein[2] ; ce médicament ferait cesser l'irritation de la corde du tympan.

La pilocarpine a été employée avec succès par Labbé, ainsi que le montre l'observation suivante :

OBSERVATION IX

Communiquée à la Société de thérapeutique (Courrier médical *du 10 décembre 1881), par le Docteur Édouard* LABBÉ. *Injection de pilocarpine contre la sialorrhée.*

M. Édouard Labbé a eu dans son service, au mois de juillet dernier, une jeune femme qui, arrivée au troisième mois de sa grossesse, était atteinte d'une sialorrhée des plus graves. Déjà dans trois grossesses antérieures, ce symptôme s'était présenté, mais avec une intensité beaucoup moins grande.

M. Édouard Labbé résolut de déterminer chez sa malade une abondante salivation thérapeutique et, dans ce but, il pratiqua une injection sous-cutanée de 2 centigrammes de pilocarpine.

Cette injection fut suivie d'une salivation abondante et amena la disparition de la sialorrhée. Depuis lors, l'épuisement a disparu et le rétablissement de la malade a eu lieu.

M. Éd. Labbé fait remarquer que la pilocarpine possède une action abortive et que, par conséquent, ce médicament ne doit être employé qu'avec une précaution extrême chez les femmes enceintes.

La pilocarpine a réussi également dans le cas de Davezac (Observation V rapportée plus haut).

---

1. *Pflügger's Archiv,* V.
2. *Berlin. klin. Wochenschrift,* 1873, n° 25.

Chez la malade de Schramm (Observation VII), après sept injections sous-cutanées de 1 centigramme de pilocarpine chacune, la quantité de salive était tombée de 1200 centimètres cubes à 500. Mais la guérison complète ne fut obtenue qu'à l'aide du bromure de potassium.

La malade prenait par jour trois cuillerées d'une solution de 5 grammes dans 100 grammes d'eau.

Suivant Vinay, ce serait le bromure de potassium, médicament nervin par excellence, qui donnerait les résultats les moins incertains.

En réalité, aucun médicament n'agit avec succès dans tous les cas et la multiplicité des médications employées prouve une fois de plus l'inefficacité de chacune d'elles.

Il importe, en tous cas, de ne pas oublier l'observation d'Audebert et, s'il existe du côté de l'utérus un état pathologique, point de départ du réflexe qui amène l'hypersécrétion salivaire, il ne faudra pas manquer d'agir localement pour le faire disparaître.

En cas d'échec des différentes médications et si l'abondance de la salivation amène un dépérissement dangereux de la femme, ce qui heureusement est rare, on pourra, comme dans les cas de vomissements incoercibles, poser l'indication d'interrompre la grossesse.

Nous terminerons cette étude par la conclusion suivante :

D'après ce que nous venons de voir, le plus habituellement la grossesse ne cause que des complications buccales relativement peu graves ; plus désagréables que dangereuses.

Cependant, ces complications sont susceptibles, dans certains cas, par les désordres qu'elles amènent dans l'état général de la femme, de nécessiter une intervention qui a pour but l'interruption de la grossesse. Cette thérapeutique, qui pourrait être qualifiée « de désespoir », est heureusement tout à fait exceptionnelle.

BIBLIOGRAPHIE

Audebert (J.-L.). *Presse médicale*, 1897, 2 septembre.

Barlemont. Thèse, Paris, 1870.

Bedeau (A.). *Considérations sur les dents, leurs maladies et les moyens d'y remédier.* Strasbourg, 1838.

Chailly. *Traité de l'art des accouchements.*

Carreau. *Essai sur l'odontalgie par carie des dents.* Paris, 1829.

Chuet (L.). *Des Caries dentaires compliquées considérées au point de vue de leur traitement.* Paris, 1879.

Cruet. *Progrès médical*, 1884, p. 769.

Danyau. *Société médicale.* 12ᵉ arrondissement, Paris.

Davezac. *Société médicale et chirurgicale.* Bordeaux, 24 juillet 1882.

Dechambre. *Dictionn.*, art. : *Carie.*

Didsbury. Thèse, Paris, 1883.

Duprilot (H.). Thèse, Montpellier, 1867.

Ebstein. *Berlin. klin. Wochenschrift*, 1873, n° 25.

Fallen (J.). *Influence de la grossesse sur les maladies*, 1888-1889, n° 373.

Flourens (J.-B.-M.). *Recherches sur le développement des os et des dents.* Paris, 1842.

Fourrier (A.). *Du Traitement et des indications opératoires dans les affections dentaires pendant la grossesse.* Paris, 1890.

Frey et Sauvez. *Gazette des Hôpitaux*, 1893.

Galippe. *Gazette des Hôpitaux*, 10 février 1885.

Galippe et Vignol. Note sur les microorganismes de la carie dentaire. Paris, 1889. (*Compte rendu Soc. de biologie.*)

GRASSET (L.). Recherches sur la distribution mathématique des prismes de l'émail dentaire. (*Internat. stamtschrift. Anat. und Physilog.* Leipzig, 1891.)

HEIDENBAUM. *Pflügger's Archiv,* V.

HIRST (B.-C.). *Boston medical and surgical Journal,* 1891, n° 23, p. 595.

JALLIARD (D.-G.). *Des Déviations des arcades dentaires.* Paris, 1881.

KIRK (Ed.). *Philadelph. Med. Times,* 1880.

KLIPPEL et LEFAS. *Bullet. Soc. biologie,* 1897.

— *Gazette des Hôpitaux,* 15 mai 1897.

LABBÉ (Édouard). *Courrier médical,* 10 décembre 1881.

LE MASSON. Thèse, Paris, 1898, p. 3.

LVOFF. *Presse médicale.* 1896.

LE CLERC (Alf.). *Considérations générales sur l'importance de la thérapeutique dentaire et la pratique médicale.* Paris, 1843.

MARSHALL (S. John). *Les Dents et la cavité buccale des femmes enceintes.-in Journal of Assoc. medic. Amer.* Chicago, 22 février 1890.

MASSOTY. *De l'Influence du traumatisme sur la grossesse.* Paris, 1873, n° 247.

PETIT (Eugène). *Sur la grossesse dans ses rapports avec le traumatisme.* Th. doct., Paris, 1870, n° 210.

PINARD frères (A. et D.). *De la Gingivite des femmes enceintes et de son traitement.* Paris, 1877.

RATTIER (G.). *Contribution à l'étude de l'érosion dentaire.* Paris, 1879.

RICHARDSON (U.-L.). *Boston medic. and surgic. Journal,* 12 juillet 1877.

ROSENTHAL (A.). *Des Altérations secondaires de l'appareil dentaire.* Thèse, Nancy, 1896.

ROSENTHAL (R.). *Des Hémorrhagies consécutives à l'extraction des dents.* Thèse, Nancy, 1896.

SCANZONI. *Obstétrique.* Vienne, 1867, II, p. 23.

SCHRAMM-JUSTUS. *Soc. gynéc.* Dresde, 15 mai 1886.

SCHRŒDER. *Traité d'obstétr.* Vienne, 1874, p. 351.

Soma-Kovacs. *Pester mediz. chirurg. Presse*, 1895, p. 468.

Tanquerel des Planches. *Journal de médec.*, juin et juillet 1844.

Tarnier et Budin. *L'Art des accouchements.*

Teuiltaine (L.-F.). *Du Traitement de la carie dentaire.* Paris, 1879.

Terrier. *De l'Influence de la grossesse sur les dents.* Thèse, Paris, 1898.

Thomas (T.). *De l'Antisepsie appliquée aux affections parasitaires de la bouche et des dents ; rôle des microorganismes dans ces affections.* Paris, 1891.

Tomes (B.-S.). *Traité d'anatomie dentaire humaine et comparée.* Trad. de l'anglais et annoté par L. Lunet. Paris, 1880.

Trousseau et Pidoux. *Traité thérap.*, I, p. 332.

Verneuil. *De l'Influence réciproque de la grossesse et du traumatisme* (Rapport au Congrès de Genève. In *Klow mens. de med. et de chirurg.*, 1877).

Vinay. *Maladies de la grossesse*, 1894, p. 195.

Nancy, impr. Berger-Levrault et Cie.